在宅医療における臨床検査 実践編

監修 一般社団法人 日本臨床検査振興協議会
jpclt.org Japanese Promotion Council for Laboratory Testing

編集 自治医科大学　小谷和彦

じほう

序文

　地域医療の充実や地域共生社会の実現が謳われる時代にあって，在宅医療は一層推進されてきています。在宅療養者は増えており，この中には，外来診察と同様の疾病管理を要したり，急性の病気を有したりする場合が少なからずあります。また，最近では，専門性の高い在宅医療の提供も見られるようになっています。

　こうした情勢に呼応して，在宅医療における臨床検査（在宅臨床検査）も，新たな検査機器・試薬の登場をはじめとして着実に歩みを進めています。臨床検査を適正に使用しての在宅医療の質的向上が期待されるところです。

　我々は，先ごろ，在宅臨床検査の世界を概観する書籍を刊行しました。このたび，その続編として，在宅医療の現場における臨床検査の実践的活用について紹介することを目的とする書籍を編纂する運びになりました。

　在宅医療や臨床検査への従事者ならびに関係者に広く役立つことを念頭に置いて，日本臨床検査振興協議会の監修のもと，この分野に明るいメンバーが揃って執筆しています。本書が，在宅臨床検査の実践についての情報共有を促し，ひいては「在宅臨床検査（医）学」を確立する一助になることを願っています。

2022年11月

編者　小谷和彦

執筆者一覧（50音順）

鬼澤信之　　医療法人あんず会 杏クリニック
小野宏志　　坂の上ファミリークリニック
亀田　徹　　自治医科大学
川本龍一　　愛媛大学
北澤淳一　　青森県立中央病院
小谷和彦　　自治医科大学
權　寧博　　日本大学
坂本秀生　　神戸常盤大学
鹿野壯太郎　日本大学
〆谷直人　　国際医療福祉大学
杉浦弘明　　すぎうら医院
杉原明美　　医療法人あんず会 杏クリニック
田中弥生　　関東学院大学
中野智紀　　社会医療法人ジャパンメディカルアライアンス東埼玉総合病院
長谷川直樹　慶應義塾大学
水間美宏　　東神戸病院
宮司智子　　南大和病院
矢澤　聰　　医療法人慶聰会 矢澤クリニック
藪上真弓　　山本保健薬局
山中　崇　　東京大学

CONTENTS

在宅医療と在宅臨床検査の概要

　在宅医療は，入院医療，外来診療と並ぶ医療提供体制における3本柱の1つである。通院に困難を伴う患者に対して，主として居宅や介護施設に医療従事者が出向く医療である。あらゆる疾患や年代の患者が対象になる。日常・慢性的状況，急変，看取りといった種々の場面に即したケアが提供される。病状が安定している場合に定期的に提供される訪問診療と，病状が変化した際に臨時に提供される往診に大別される。

　在宅医療では，患者の療養生活を保続するために，医師，歯科医師，薬剤師，看護師，管理栄養士，理学療法士，作業療法士，言語聴覚士，介護士，臨床検査技師などの職種が関わる，いわゆる多職種連携でケアが提供される。必要に合わせて，他の医療機関との連携も実施される。家族や住民などの参加もしばしば重要である。

　さまざまな診療所や病院が在宅医療を行うが，特に在宅医療を終日提供する在宅療養支援診療所や，終日の往診や訪問看護の体制をとっている在宅療養支援病院（施設基準；200床未満または4km以内に診療所がないこと）が認可され，積極的に取り組んでいる。また，在宅医療を提供する医療機関と提携し，入院の受け入れを含めて終日緊急対応する在宅療養後方支援病院（施設基準；200床以上）もある。

　在宅医療に係る診断と治療は進歩しつつある。自ずとケアの対象となる疾患やその重症度は広がってくる。一般に診断に臨床検査の果たす役割は大きく，在宅医療の現場においても検査を利活用する動きが出ている。実施される検査は血液や尿などを採取して測定する検体系と，生体に直接触れて情報を得る生理機能（生体情報）系とに大別される。検体系では，例えば血糖，血算，血中炎症反応，血中心筋マーカー，尿一般，微生物検出に対する測定が行われ，生理機能（生体情報）系では，例えば心電図検査（標準12誘導，ホルター），超音波検査，酸素飽和度測定が行われている。これらの検査は，現場で即時に対応する必要性から，Point-of-Care Testing（POCT）と呼ばれる方式で行われることも少なくない。また，在宅医療従事者の所属する医療機関に血液や尿などの検体を持ち帰って検査を行うこともある。

人口の高齢化とともに在宅医療の需要の増加が見込まれている。在宅医療では生活と療養を重視し，医療機関での臨床検査の実施観をそのまま持ち込むことはないとしても，在宅医療に見合った臨床検査の適用はその医療の質を高めると考えられており，在宅臨床検査というジャンルが拓けてきている。

■参考文献
1）臨床検査振興協議会監修. 在宅医療における臨床検査. じほう　2019.
　　小谷和彦. 在宅医療における臨床検査医学〜キャッチアップ2019〜. 日本臨床検査医学会誌
　　68（4），366-371，2020.

［小谷和彦］

1 ♥ 心不全

はじめに

　「心不全」とは「なんらかの心臓機能障害，すなわち，心臓に器質的および／あるいは機能的異常が生じて心ポンプ機能の代償機転が破綻した結果，呼吸困難・倦怠感や浮腫が出現し，それに伴い運動耐容能が低下する臨床症候群」と定義される。以前は，急性心不全，慢性心不全と分類されていた。「急速に心ポンプ機能の代償機転が破綻し，心室拡張末期圧の上昇や主要臓器への灌流不全をきたし，それに基づく症状や徴候が急性に出現，あるいは悪化した病態」を急性心不全，「慢性の心ポンプ失調により肺および／または体静脈系のうっ血や組織の低灌流が継続し，日常生活に支障をきたしている病態」を慢性心不全と定義し，区別していた。明らかな症状や兆候が出る以前からの早期治療介入の有用性が確認されている現在では，この急性・慢性の分類の重要性は薄れてきている。今日，心不全に関して在宅医療において質の高い医療が提供できるようになっている。必要があれば，心臓超音波検査，胸部レントゲン写真，血液検査等により心不全の状態を評価して，適切な心不全管理をすることで苦痛を緩和できることも少なくない。

【事例1】

　患者：70歳代，男性

　現病歴：拡張型心筋症，心房細動，僧帽弁閉鎖不全症，慢性腎不全，ICD留置

　既往歴：約15年前に拡張型心筋症と診断され，非持続性心室頻拍に対してICDを留置される。その約5年後ICD適切動作にて入院。

　その3年後に心不全で入院。その2年後心房細動指摘され，翌年心不全で再度入院。心房細動は

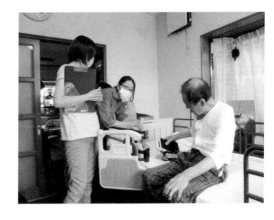

<退院後経過>

Alb (g/dL)	3.5	3.5	4.3	3.6
Cre (mg/dL)	1.45	1.36	1.71	1.86
Na (mEq/L)	130	129	136	137
K (mEq/L)	5.3	5.0	5.3	4.7
Hb (g/dL)	11.8	13.1	12.5	11.4
NT-proBNP (pg/mL)	13019	5078	8933	11095
NYHA		Ⅰ～Ⅱ	Ⅰ～Ⅱ	Ⅰ～Ⅱ

<心エコー退院後経過>

	退院後1カ月	退院後5カ月	退院後約1年
LVDd (mm)	70	71	70
LVDs (mm)	61	62	63
EF (%)	27	26	21
IVC (mm)	13.7	13.3	15.7
LAD (mm)	52	52	61
MR	Ⅳ	Ⅳ	Ⅳ

退院後1カ月

退院後5カ月

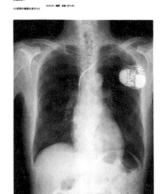
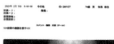
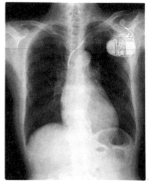

胸部レントゲン退院後経過

心不全増悪因子と判断され，アブレーションを受ける。いったん改善したものの再発し再度アブレーションを行う。

その翌年から，心不全で入院，以後洞調律の維持が困難となり，入退院を繰り返すようになり，入院ごとに強心剤を必要とした。

その翌年は，入院中に低心拍出量症候群で死を意識し，急変時は心肺蘇生や機械的な生命維持は希望しない申し出があった。

その後徐々に入退院の間隔が短くなり，強心剤は中止できなくなった。しかし，強心剤の投与を受けていれば比較的

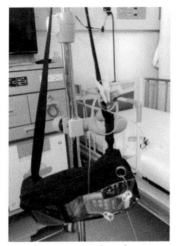

CADDポンプ

元気であり，なんとか自宅に帰りたい思いは強く，強心剤を投与したまま自宅に帰ることとなる。

このときの心エコーにおいては，EF 25～35%であった。

退院に際しては，CADDポンプにてドブタミンを持続投与することとなる。退院前には，多職種での退院前カンファレンスを実施し情報共有した。送り出す病院側のスタッフも，退院前に患者自宅を訪問し，在宅での受け入れ状況が確認された。退院に際しては，病院の退院支援看護師，病棟受け持ち看護師も一緒に退院。自宅での患者のほっとした表情を確認できた。

退院後約1年経過した時点において，血液検査を含むモニターにより多少心不全の増悪を認める。ドブタミン投与量を調節して対処でき，退院時と同等のQOLを自宅で維持できている。

1．心不全の分類

日本循環器学会でも急性心不全・慢性心不全のガイドラインを統合して発行するにあたり，心不全の分類として左室収縮能による分類が多用されることになった。以下に，左室駆出率（LVEF）が低下した心不全（HFrEF）ならびにLVEFの保たれた心不全（HFpEF）の定義を示す。

表1：心不全の定義

ガイドラインとしての定義	なんらかの心臓機能障害，すなわち，心臓に器質的および／あるいは機能的異常が生じて心ポンプ機能の代償機転が破綻した結果，呼吸困難・倦怠感や浮腫が出現し，それに伴い運動耐容能が低下する臨床症候群．
一般向けの定義（わかりやすく表現したもの）	心不全とは，心臓が悪いために，息切れやむくみが起こり，だんだん悪くなり，生命を縮める病気．

〔日本循環器学会／日本心不全学会. 急性・慢性心不全診療ガイドライン（2017年改訂版）. https://www.j-circ.or.jp/cms/wp-content/uploads/2017/06/JCS2017_tsutsui_h.pdf. 2022年10月閲覧〕

表2：LVEFによる心不全の分類

定義	LVEF	説明
LVEFの低下した心不全（heart failure with reduced ejection fraction；HFrEF）	40％未満	収縮不全が主体．現在の多くの研究では標準的心不全治療下でのLVEF低下例がHFrEFとして組み入れられている．
LVEFの保たれた心不全（heart failure with preserved ejection fraction；HFpEF）	50％以上	拡張不全が主体．診断は心不全と同様の症状をきたす他疾患の除外が必要である．有効な治療が十分には確立されていない．
LVEFが軽度低下した心不全（heart failure with mid-range ejection fraction；HFmrEF）	40％以上50％未満	境界型心不全．臨床的特徴や予後は研究が不十分であり，治療選択は個々の病態に応じて判断する．
LVEFが改善した心不全（heart failure with preserved ejection fraction, improved；HFpEF improvedまたはheart failure with recovered EF；HFrecEF）	40％以上	LVEFが40％未満であった患者が治療経過で改善した患者群．HFrEFとは予後が異なる可能性が示唆されているが，さらなる研究が必要である．

〔日本循環器学会／日本心不全学会. 急性・慢性心不全診療ガイドライン（2017年改訂版）. https://www.j-circ.or.jp/cms/wp-content/uploads/2017/06/JCS2017_tsutsui_h.pdf. 2022年10月閲覧〕

HFrEF

　一般的な心不全のイメージとして，左室壁運動の低下した状態を心不全と認識するのに難しくはない。HFrEFがこれまでの一般的な心不全のイメージか

もしれない。急性・慢性心不全診療ガイドライン（2017年改訂版）では HFrEF を LVEF 40%未満と定義されている。

　HFrEF は，左室拡大を多くの症例に認められることと，拡張障害も比較的多くの症例で伴うことである。HFrEF の原因としては，拡張型心筋症など心筋疾患がわが国では多く，冠動脈疾患の関与も増えてきているが，諸外国よりは関与の率は低い。

HFpEF

　HFpEF の診断基準としては，臨床的に心不全症状を呈し，LVEF が正常もしくは保たれている，ドプラ心エコー法もしくは心臓カテーテル検査で左室拡張能障害が証明されているものを基準として考える。急性心不全・慢性心不全のガイドラインでは，HFrEF との対比もあり，LVEF が50%以上と定義する。HFpEF の原因としては，最も多いものは高血圧症であり，その他心房細動などの不整脈や冠動脈疾患，糖尿病，脂質異常症などであり，かかりつけ医が日々の生活習慣の管理に十分に取り組むことにより，その発症や重症化を防ぐことができるのかもしれない。

　ところが上記の HFpEF とは異なる病態である三尖弁疾患や肺動脈性肺高血圧症による右心不全の病態も HFpEF と分類されることになってしまうため，注意が必要である。

　LVEF が軽度低下している症例は収縮機能障害もある程度あるものの，実際の臨床上では HFpEF に近い病態を示すことが多い。しかし，HFpEF に近い病態であるもののその治療法においては HFpEF とは異なり，収縮機能障害に対しては HFrEF 患者に対してエビデンスが確立されている治療法が，これら境界領域の患者に有効である可能性も考えられる。治療の選択は患者それぞれの病状に合わせて考える必要がある。

　諸外国のガイドラインにおいては，これらの症例群は LVEF が軽度低下した心不全（HFmrEF），もしくは HFpEF borderline と定義されている。急性・慢性心不全診療ガイドライン（2017年改訂版）においては LVEF が40 ～ 49%の群を HFmrEF と定義されている。

　ところで，当初 LVEF が低下した心不全症状を呈した症例において，治療や時間経過とともに LVEF が改善する場合がある（HFpEF improved，または

HF with recovered EF；HFrecEF）。

　頻脈性心房細動などによる頻脈誘発性心筋症（tachycardia-induced cardiomyopathy）や虚血性心疾患，β遮断薬で心機能が回復した拡張型心筋症などに認められる。HErEFの病態である左室収縮能低下や拡張能低下が改善し，心胸郭比（cardiothoracic ratio；CTR），脳性（B型）ナトリウム利尿ペプチド（brain natriuretic peptide；BNP）が正常化することもある。

2. 心不全の進展ステージ

　心不全の分類基準は多数存在する。今回ここでは急性心不全・慢性心不全のガイドラインに示されているものを紹介する。

ステージA
　器質的心疾患のないリスクステージ：リスク因子をもつが器質的心疾患がなく，心不全症候のない患者
ステージB
　器質的心疾患のあるリスクステージ：器質的心疾患を有するが，心不全症候のない患者
ステージC
　心不全ステージ：器質的心疾患の既往があり，あるいは現在心不全症候を有する患者
ステージD
　治療抵抗性心不全ステージ：おおむね年間2回以上の心不全による入退院を繰り返し，有効性が確立しているすべての薬物治療・非薬物治療について治療がなされたり，治療が検討されたものの，ニューヨーク心臓協会（New York Heart Association；NYHA）心機能分類Ⅲ度より改善しない状態。これらの患者は，補助人工心や心臓移植などを含む特別の治療の適用となる。あるいは，高齢等の理由，本人の意思表示に従って十分な説明のもと，終末期ケアや緩和医療が適用となる（図1）。

　在宅では，医療機関でできるほどの種類の臨床検査はできない。検査ができたとしても，医療機関に設置されている検査機器ほどの性能は，ポータブル機器に

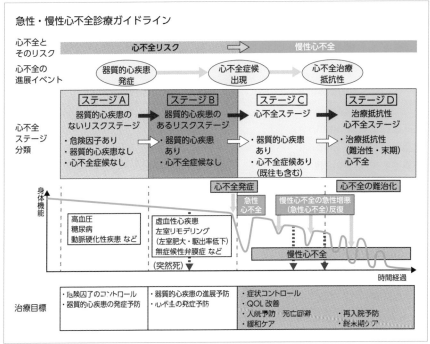

図1：**心不全とそのリスクの進展ステージ**
〔厚生労働省，心血管疾患の医療提供体制のイメージ. https://www.mhlw.go.jp/file/
05-Shingikai-10901000-Kenkoukyoku-Soumuka/0000165484.pdf. 2020年10月閲覧〕

は求められない。しかし，精度管理上は問題ないレベルでの検査が可能である。実際にできる検査としては，NT-proBNPを含む血液検査，頸部・心臓・腹部・下肢動静脈等の超音波検査，12誘導心電図検査，ホルター心電図検査，血液検査などである。血液ガス分析の検査もポータブルの機器があり，在宅での検査が可能である。

3. 心エコー法による評価

心エコー法は，心不全を含む心臓疾患において最も重要な検査であり，在宅医療の現場においても同様である。心エコー法により，心機能の評価，血行動態の評価，原因疾患の診断と重症度評価などができる。また患者にとってみれば，身体への侵襲を伴わず，病態の変化を経時的に調べて評価することができる。病態

悪化時の評価，治療の評価，予後の評価にも有用である。

　心機能の評価を行う上での日本人における正常値を，「急性心不全・慢性心不全診療ガイドライン」より以下に示す。

表3：心機能評価に用いる心エコー図指標の日本人の基準値

	男性	女性
左室拡張末期径（mm）	48±4	44±3
左室収縮末期径（mm）	30±4	28±3
左室拡張末期容積係数（mL/m^2）	53±11	49±11
左室収縮末期容積係数（mL/m^2）	19±5	17±5
左室駆出率（%）	64±5	66±5
左室重量係数（g/m^2）	76±16	70±14
左房径（mm）	32±4	31±3
左房容積係数（mL/m^2）	24±7	25±8
右室拡張末期径（心尖部四腔断面基部）(mm)	31±5	28±5
右室面積変化率（FAC，%）	44±13	46±11
三尖弁輪部移動距離（TAPSE，mm）	24±3.5	
三尖弁輪部s'波（cm/秒）	14.1±2.3	
E/e'（中隔）	7.4±2.2	7.9±2.2
e'（中隔，cm/秒）	10.0±2.8	10.8±3.2
E/e'（側壁）	5.5±1.8	6.2±1.8
e'（側壁，cm/秒）	13.5±3.9	13.7±4.1

〔日本循環器学会／日本心不全学会. 急性・慢性心不全診療ガイドライン（2017年改訂版）. https://www.j-circ.or.jp/cms/wp-content/uploads/2017/06/JCS2017_tsutsui_h.pdf. 2022年10月閲覧〕

　左室収縮機能の評価としては，LVEFが用いられる。これにより心不全は，HFrEFとHFpEFに分類される。LVEFの計測には，心尖部四腔像，二腔像の2断面から心内膜面をトレースして容積を求める，ディスク法を用いるほうが良い。Mモード法や断層法で計測した左室形を用いてTeichholz法によりLVEFを求める手法もあるが，局所の壁運動異常を認める場合には不正確になる。

　左室が大動脈に駆出する血液量に相当する流入血液量を，拡張期に左房から左室に受け入れる機能が左室拡張能である。拡張能は大きく，拡張早期の流入を規

定する左室弛緩能と，拡張中期から後期の血液の流入を規定する左室スティフネスとに分けられる。

　病態や疾患としては，左室心筋障害による拡張能障害のみならず，右室拡大，収縮性心膜炎，心タンポナーデなどに基づく圧迫により左室拡張や流入が制限される場合もある。

　洞調律において左心房から左室への血流の流入動態をパルスドプラ法で計測すると，拡張早期の流入速波形E波と心房収縮期の流入速波形A波が認められる。この両波のピーク流入速の比E/Aが低下し，E波の減速時間が延長した弛緩障害型波形を拡張障害初期に認める。拡張障害が進行し左房圧が上昇するとE波が増高しE/Aが正常波形と類似する「偽正常化波形」，さらに拡張障害が進行し左房圧が高くなるとE/Aがさらに高くなり，「拘束型波形」となる。

　左心房の拡大は，拡張障害による慢性的な左房負荷を反映すると考えられ，左房容積係数（LAVI）は拡張障害の程度と相関する。心不全患者では，LVEFの低下がなくても左房拡大を認める。

　僧帽弁輪部運動を組織ドプラ法で記録すると，収縮期のs'波，拡張早期のe'波，

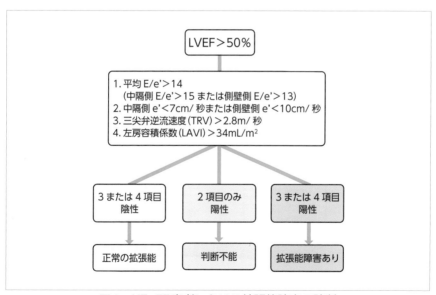

図2：HFpEF患者における拡張能障害の診断

（Nagueh SF, et al. 2016を参考に作図）

心房収縮期のa'波が得られる。拡張早期e'波はτと相関し，弛緩能の障害に伴い低下する。僧帽弁中隔側，側壁側，あるいはその平均を用いる。

　左室流入血流速度波形のE波と僧帽弁輪部速度波形のe'波のピーク速度の比E/e'はLVEFの影響を受けず，左房圧と正相関することから，心不全診断にある程度有用である。特に肥大型心筋症ではE/e'が高値を呈しても左房圧の上昇を伴っていない場合がある。

　三尖弁逆流速度（TRV）は，肺動脈性肺高血圧のない症例において左房圧上昇の指標となる。左房圧の上昇は，二次性の肺高血圧や右室収縮期圧の上昇をきたす。このため，右室から右房へ逆流をきたすためである。

　LVEFが正常の患者における拡張能障害の有無はE/e'，e'，TRV，LAVIにより評価する（図2）。拡張能障害があると診断した場合には左室収縮能が低下している例に準じて左房圧の推定を行う。心筋障害に基づく拡張能障害との鑑別を

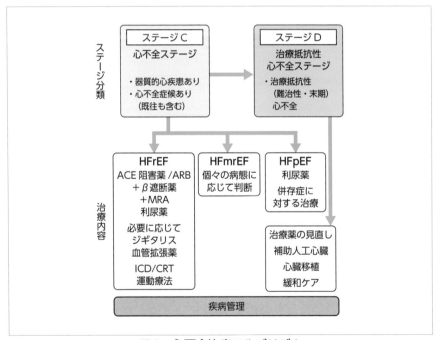

図3：心不全治療アルゴリズム

〔日本循環器学会／日本心不全学会. 急性・慢性心不全診療ガイドライン（2017年改訂版）. https://www.j-circ.or.jp/cms/wp-content/uploads/2017/06/JCS2017_tsutsui_h.pdf. 2022年10月閲覧〕

要する病態の1つに収縮性心膜炎がある。左室および右室流入血流速波形のE波が増高し，その呼吸性変動が大であれば収縮性心膜炎を疑う。

LVEFが低下している場合には基本的に拡張能障害も認める。E/A，E波高，E/e'，TRV，LAVIなどの指標により左房圧上昇の有無を評価する（図3）[1,2]。心エコー法の指標を用いた左房圧上昇の診断は，感度，特異度ともに高く，LVEFの低下の有無にかかわらず有用であった。臨床所見とエコー指標を組み合わせることにより，精度の高い病態評価が可能である。

ここで述べたところは，理解するまでに時間を要するかもしれないが，左室機能を評価する上でHFrEFやHEpEFという概念が最近は重要視されてきており，心エコー法で検査して病態を判断するのにも重要である。急性・慢性心不全診療のガイドラインが参考になる。

4. 心不全の予防

心不全の予防では，栄養管理，運動などの生活習慣の管理が重要である。さらに，心不全の危険因子に対する適切な治療，無症候性心不全に対する治療などにより，発症や進行，再発を予防できる。またこの場合は，多職種によるチーム医療を実践することが大切で，医師，看護師，薬剤師，管理栄養士，理学療法士，臨床検査技師が連携する必要がある。

心不全の予防と治療は明確に区別することが困難とされる。例えば，インフルエンザ等の感染症であれば，予防と治療は明確に分けることができる。しかし，心不全に関しては，治療行為が増悪予防にもつながっている。ステージAやBでは，心不全の発症予防が特に大切とされている。ステージCやDでは心不全の症状改善，心不全の進行や増悪，再発の予防にも重点がおかれる。それらの結果として，生命予後の改善や，健康寿命の延伸まで見据えて，これからの心不全対策に取り組む必要がある。

心不全の危険因子としては，高血圧，冠動脈疾患，肥満，糖尿病，喫煙，アルコールの過剰摂取，少ない身体活動や運動量，感染症などがあげられる。

心不全による再入院をいかに減らすかということも考えなければならないが，このためには患者教育，社会的支援など，自宅療養レベルでの多職種による包括的な支援が求められる。

5. 心不全治療の目標

　急性・慢性心不全診療ガイドラインでは，心不全を4つのステージに分類している。心不全症状を認めないにもかかわらず，発症の危険性があるとしステージAとBに対する治療をガイドラインに含めているが，心不全は予防がきわめて大切なのである。その結果として，年齢調整死亡率の低下，健康寿命の延伸につながっていく。

　在宅医療を受けている高齢者においては，服薬のアドヒアランスの問題も考慮しなければならない。心不全における身体所見に問題が生じた場合，それが服薬アドヒアランスの問題から生じているのであれば，再度内服薬を調整するためにも臨床検査は重要である。

　急性・慢性心不全診療ガイドラインに掲載されている心不全治療のアルゴリズムを以下に示すが，ここでもHFrEF，HFmrEF，HFpEF等の言葉が使用されており，その鑑別が重要であることの理解は必要である。

6. LVEFの低下した心不全（HFrEF）

　拡張型心筋症と虚血性心筋症はHFrEFを呈するが，交感神経系やレニン・アンギオテンシン・アルドステロン系が賦活化され，進行性の左室拡大と収縮性の低下（リモデリング）が生じ，心不全の悪化や死亡に通じる。このリモデリングを抑制，予後を改善することが慢性心不全治療の中心となる。

　治療薬には，ACE阻害薬，アンギオテンシンII受容体拮抗薬，ミネラルコルチコイド受容体拮抗薬，β遮断薬，利尿薬，抗不整脈薬，血管拡張薬，ジギタリス，経口強心薬，レニン阻害薬，ω-3脂肪酸，スタチン，抗凝固薬などがある。

7. LVEFが軽度低下した心不全（HFmrEF）

　β遮断薬が有効とのデータも存在するが，まだ確実ではなく，今後の検討が必要と言われている。

8. LVEFの保たれた心不全（HFpEF）

　高血圧に対する治療が必要であることと，うっ血に対して利尿薬の投与が有効である。また，β遮断薬においてはその効果がはっきりしないこともあるが，有効である可能性があると言われている。

9. 心不全ステージC（心不全ステージ）

NYHA心機能分類によって選択する薬剤が異なる。

Ⅱ度およびⅢ度は，ACE阻害薬に加えβブロッカーを使う。肺うっ血や全身浮腫を認めるときは利尿剤も使う。LVEF＜35％では，MRAを追加する。

Ⅳ度では，一般的に入院が必要となる。カテコラミン，PDEⅢ阻害薬，利尿薬，カルペリチドなどの薬物治療で状態を安定させ，ACE阻害薬，利尿薬，MRA，ジギタリスなどの経口薬に切り替え，さらにβブロッカー導入も試みる。

在宅医療においても，バイオマーカー，心電図，心エコーなどである程度心不全の状態を評価することができ，カテコラミン投与も自宅でできないわけではない。

10. 心不全ステージD（治療抵抗性心不全ステージ）

体液管理や薬物治療を再度適正かどうか検討する。その上で心臓移植や補助人工心臓も検討する。心臓移植や補助人工心臓が適応でない場合は，本人や家族への十分なインフォームドコンセントの上で，苦痛からの緩和を目的として治療も実施する。インフォームドコンセントに関しては，病状説明と治療方法の説明と選択を目的とするのだけでは不十分であり，治療方法の選択をしなければならない患者や家族が，どのような選択をすれば，患者の尊厳を保ちつつ暮らしていくことができるのかを考える必要がある。

緩和医療に関しては，身体的，精神的，社会的，スピリチュアル的な苦痛に対して，全人的な対応が必要である。状況によっては緩和ケアチームにも関与を依頼する必要がある。

身体的苦痛の緩和に関しては，オピオイドの投与，向精神薬等による調節型鎮静薬あるいは持続的深い鎮静薬等を検討する。ただし，現時点においては心不全患者へのオピオイド投与は保険適用ではない。

【事例2】

患者：80歳代，女性

既往歴：心房細動，甲状腺機能低下症，糖尿病

以前より心房細動を伴う心不全（HFpEF）があり，施設に入所する3年前から心不全の急性増悪にて3回入退院を繰り返している。入院後，利尿剤

＜血液検査結果＞

	入所直前	入所後1カ月	入所後4カ月	入所後7カ月
Alb	3.1	2.9	3.2	2.5
CRN	0.68	1.22	0.83	1.02
Na	134	136	135	146
K	4.0	5.2	4.9	4.3
NTproBNP	2066	4630	6049	25021
Hb	10.2	7.6	7.1	7.9

＜心エコー結果＞

	入所時	入所後3カ月	入所後7カ月
LVDd	37	43	42
LVDs	24	27	26
EF	65	69	69
IVC	29.7	29.1	29.7
LAD	54	51	50
MR	Ⅱ〜Ⅲ	Ⅱ〜Ⅲ	Ⅱ〜Ⅲ
TR	Ⅳ	Ⅳ	Ⅳ

の投与とカテコラミンの投与にて心不全は速やかに改善。心不全としては終末期であり，訪問診療と訪問看護にてフォローされていたが，体重の5kg増加を伴う心不全にて入院。利尿薬の投与により心不全は改善したものの，自宅での療養は限界であると判断されて，24時間看護師が配置されている有料老人ホームに入所となり，また訪問診療も受ける。

　入所時，ベッド上での生活ではあるが食欲旺盛で比較的元気。塩辛い食事を好む傾向にあるが，家族との話し合いにより，心不全の急性増悪のリスクはあるとしても，本人の残された人生における生活の質を保つために，ある程度は許容する方針となる。サムスカも含め，利尿剤はほぼ最大量で投与されており，浮腫の悪化，心不全の悪化に際しては検査データを参考にしつつ，必要に応じてドブタミンの投与を実施した。

　入所後半年以上経過して，心不全の急性増悪と緩解を繰り返しながら徐々に全身状態は悪化している。それでも，はっきりと覚醒しているときは，ご飯が美味しいとしっかりと食事を摂取できる。心不全としてのコントロール

1 心不全

は不十分かもしれないが，もともと人生の最終段階と判断され，それを理解した上で施設に入所されている。NT-proBNPは上昇してきたが，その人なりのある程度尊厳を保ったそれなりに質の高い生活ができている。

【事例3】

患者：90歳代，女性
既往歴：原発不明癌，
　癌性心膜炎，癌性胸
　膜炎，心タンポナー
　デ，胸水貯留

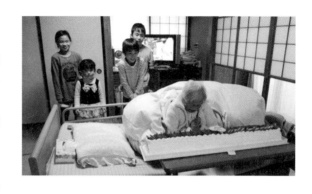

　　体調不良にて医療
　機関受診，胸水貯留，
　心嚢水貯留を認め，
　精査にて診断した。

心嚢水や胸水を廃液することで，全身状態に改善を認め，自宅療養を選択，訪問診療と訪問看護を受けるようになる。

　当初，ADLは比較的保たれていたものの，超音波検査後，心嚢水と胸水の増加に伴いADLが低下し全身状態も悪化。診断を受けた急性期病院を受診するものの，癌末期ということもあり，心嚢水と胸水の廃液は実施してもらえなかった。

　やむを得ず，在宅で超音波ガイド下に心嚢水と胸水を廃液することとなる。廃液することにより，全身状態の改善を認めADLも改善した。数回にわたり廃液を繰り返すことにより，QOLを保った自宅での療養を得られた。経過中に誕生日を迎えることができ，四世代でそれを祝うこともできた。入院したり，あるいは薬剤による緩和医療だけの対応であれば，このような幸せな時間を過ごしていただくことはできなかったと思われる。癌性心膜炎による心嚢水，癌性胸膜炎により胸水の貯留をきたし，そのコントロールでADLやQOLを維持できた症例である。

おわりに

　在宅医療における心不全管理，高齢者における心不全管理は，単に死亡率の低

17

下を目指すのではなく，健康寿命を延伸させることや生活の質を保つこと，改善することが大切である。そのための質の高い心不全管理が必要であり，進歩した臨床検査を使いこなすことが大切である。

　現在，心不全患者数は世界的にみても増加している。日本における正確なデータはないが，心不全患者数は，2005年において約100万人であり，2020年には120万人に達すると推計されている。高齢者の心不全有病率は高いことが推測され，今後，高齢者の増加とともに心不全有病者は増えていくと思われ，心不全パンデミックをきたすとも言われている。

■参考文献
1)　急性・慢性心不全診療ガイドライン（2017年改訂版）
2)　健康寿命のあり方に関する有識者

[小野宏志]

2 尿路感染症

はじめに

　尿路感染症は在宅医療の現場で遭遇する頻度の高い感染症の1つである。尿路感染症は感染臓器により膀胱炎，腎盂腎炎，前立腺炎，精巣上体炎，その他に分類されるが，まず病歴，症状などから感染臓器を推定することが重要である。また，他部位の感染症が合併していることがあるため，在宅医療ならではの総合的な視点が求められる。病歴，身体所見および臨床検査を併せて，感染臓器と病原体の推定を含めた診断と，適切な経験的治療を速やかに開始する必要がある。本稿では，在宅医療における尿路感染症の診断と治療について，特に臨床検査に焦点をあてて解説する。

1. 事例

【症例】78歳　男性

【プロブレムリスト】＃左脳梗塞　＃右不全麻痺　＃夜間せん妄　＃胃粘膜障害

【現病歴】通院困難な要素があり，在宅訪問診療でフォロー中。20XX/09/15に急性発症の排尿時痛と熱発に対して緊急往診。関連症状として排尿困難感と残尿感あり。

【薬剤】クロピドグレル錠75mg（1回1錠，朝1回），ランソプラゾールOD錠15mg（1回1錠，朝1回），リスペリドン内用液1mg/mL　0.1％1mL（1回1包，夜1回）。

【アレルギー】なし

【身体所見】20XX/09/15　体温：38.0度，血圧：96/68mmHg，脈拍：79bpm，SpO_2：95％（r/a），Japan Coma Scale（JCS）2，頚部硬直なし，肺雑音なし，心雑音なし，腹部蠕動音正常，圧痛なし，costovertebral angle（CVA）叩打痛なし，陰嚢腫大なし，圧痛なし，褥瘡認めず，明らかな蜂窩織炎や，帯状疱疹などの皮膚病変なし。明らかな運動障害，感覚障害の増悪を認めず。

【尿検査】肉眼的所見：混濁尿，白血球2＋，潜血2＋，ビリルビン－，タン

パク質2＋，亜硝酸強陽性，ケトン体－，糖－

【尿培養検査】pansensitive *E. coli*

【ポータブルエコー検査】残尿320cc程度，前立腺60cc，両側水腎症なし，右微小腎結石を認める。

【血液検査】WBC：10100/μL，Hb：10.0g/dL，PLT：14.4×104/μL，Na：137mEq/L，K：3.6mEq/L，CL：107mEq/L，Cr：2.14mg/dL，BUN：32mg/dL，AST：12IU/L，ALT：13IU/L，CRP：16.22mg/dL

【治療経過】以上より，急性細菌性前立腺炎が疑われる旨，本人と家族に説明し，入院治療ではなく，自宅での可能な限りの治療を希望されることを確認した上で，セフトリアキソン2g/日，維持液500mL/日点滴，在宅酸素開始。

　20XX/09/16　体温：36.4度，血圧：100/65mmHg，脈拍：66bpm，SpO$_2$：97％，意識レベル改善，セフトリアキソン2g/日，維持液500mL/日点滴。

　20XX/09/17　体温：36.0度，血圧：110/64mmHg，脈拍：65bpm，SpO$_2$：97％，飲食可能な状態であることを確認し，点滴終了とし，レボフロキサシン500mg（1回1錠，朝1回）7日分処方。

　20XX/09/26　訪問診療，レボフロキサシン終了後も再燃ないことを確認。

2. 症状

　診断の約8割は病歴と身体診察の組み合わせで可能であると言われており[1,2]，X線検査やCT検査が困難な在宅医療の現場においては，病歴と身体所見がより重要になる。まずは発症と経過について確認する。発症の経過が突然，急性，亜急性，慢性によって鑑別診断をある程度しぼることができる。尿路感染症の多くは急性発症だが，膿瘍形成を伴う場合や，結核菌や非結核性抗酸菌による感染症の場合には慢性経過をたどることもある。

　新型コロナウイルス感染症や頻度の高い肺炎，褥瘡感染を含めたその他の感染症および，腫瘍熱，薬剤熱，膠原病，こもり熱，偽痛風等の感染症以外も含めて幅広い鑑別診断を想定しながら，頻尿，排尿時痛，発熱などの典型的な尿路感染の症状について確認するとともに，尿路感染症の感染臓器を同定する身体所見と

臨床検査が求められる。

3. 身体所見・臨床検査
(1) 身体所見
　頻尿，排尿時痛，残尿感，恥骨上部痛などの下部尿路症状があって熱発がない場合には，女性なら膀胱炎を考え，男性なら前立腺炎を考える。膀胱のような管腔臓器の感染症では熱発することはまれで，前立腺のような実質臓器の感染症では熱発することが多い。背中の肋骨脊椎角を打診または拳で叩いて疼痛（CVA叩打痛）を訴えれば腎盂腎炎，尿管結石および尿路の閉塞を示唆している。さらに男性の場合，直腸診により前立腺に圧痛が認められれば急性前立腺炎が示唆され，睾丸の熱感，腫脹，圧痛が認められれば精巣上体炎が示唆される。

(2) 尿定性検査と尿沈渣検査
　膿尿および細菌尿は尿路感染症において重要な所見であり，尿路感染症のスクリーニング検査として尿定性検査と尿沈渣検査は有用である。

　尿定性検査では白血球検査としての白血球エステラーゼ試験と，最近では尿検査法としての亜硝酸塩試験が尿路感染症の指標として用いられている。白血球エステラーゼ試験の感度は75～96％，特異度は80～90％である。一方，亜硝酸塩試験の感度は25％程度と高くはないが，特異度は＞90％と高く，陽性であれば細菌尿である可能性が高い。しかし，いずれの指標も偽陽性，偽陰性の可能性は否定できず，可能な限り尿沈渣所見と併せて評価することが望ましい[3,4]。

　尿沈渣検査では白血球≧5 or 10/high powerfield，細菌1＋で尿路感染症と診断するが偽陽性，偽陰性に注意が必要である。偽陽性として，尿道炎，尿路結石，腸腰筋膿瘍，無症候性細菌尿，尿路腫瘍，血管炎，糸球体腎炎，腎結核等の病態があげられる。一方，偽陰性としては，前立腺炎，精巣上体炎，好中球減少患者および尿路が閉塞している病態があげられる。また，すでに抗菌薬が使用されている場合には陰性化していることがあり注意を要する。臨床検査は有用であるが，病歴，身体所見と併せて総合的に判断することが重要である。

(3) ポータブル超音波（エコー）検査

　ポータブル超音波（エコー）を用いて残尿の評価や，水腎症の有無，その他尿路結石や尿路腫瘍などの器質的な疾患を評価することにより，鑑別診断の除外や感染臓器の特定および診断に至る可能性が高まる。尿閉や多量の残尿を認める場合には複雑性尿路感染症に準じて導尿や尿道カテーテル留置を施行し，下部尿路の閉塞を解除してから抗菌薬の投与を行う必要がある。水腎症は上部尿路の閉塞を示唆する所見で，上部尿路腫瘍や，尿管結石症の場合には抗菌薬治療に加えて，外科的治療が必要になる場合がある。また，前立腺膿瘍を合併している場合にもドレナージ等外科的治療を要する場合があり，病院の泌尿器科受診を検討する。

(4) 尿培養検査

　尿路感染症の代表的起因菌である大腸菌を含む腸内細菌のキノロン耐性化や，基質特異性拡張型βラクタマーゼ（Extended spectrum β-lactamases：ESBL）産生菌等の薬剤耐性が進行している現状において，経験的治療（Empiric therapy）で選択した抗菌薬が無効であるリスクについては常に念頭におく必要がある。

　まずは当該患者の過去の尿培養における薬剤感受性結果を参照すると良い。抗菌薬開始前に尿培養を提出することが重要である。また，尿路感染症以外の感染症を否定できない場合には血液培養2セットの提出も検討すべきである。

(5) Point of Care Testing

　Point of Care Testing（POCT）とは「被検者の傍らで医療従事者が行う検査であり，検査時間の短縮および被検者が検査を身近に感ずるという利点を活かし，迅速かつ適切な診療・看護，疾病の予防，健康増進等に寄与し，ひいては医療の質，被検者のquality of life（QOL）および満足度の向上に資する検査」[5]と定義されている。具体的には，尿検査，便検査，血液検査，心電図，パルスオキシメーター，超音波などであり，近年の技術革新により大きな広がりをみせている[6]。特に検査手段が限られている在宅医療において，POCTの活用は診療の質と満足度の向上に寄与する可能性がある。

　POCTの利点として，Therapeutic turn around time（TTAT）の短縮による，

臨床判断の迅速化および，患者予後の改善につながる可能性があげられる。また，検体搬送にかかるコスト（搬送装置・人員）の削減や，即時分析が可能になり，保存による測定値の変化，測定精度の低下を避けられることなどがあげられる。

　一方，POCTの欠点としては，結果の信頼性，日常検査との不整合性，検査キットや試薬の管理上の問題，検査結果の保存，共有の問題，ランニングコストが高いなどがあげられ，利点と欠点を理解した上で在宅医療に取り入れていくことが重要である[7]。

　特に尿路感染症においては先述のとおり，尿定性検査および超音波検査をPOCTに取り入れることによって，TTATの短縮による診断と治療開始の迅速化，入院の必要性の判断の迅速化，患者満足度の向上，および予後の改善に寄与する可能性が考えられる。

4. 治療

　感染症診療の原則に基づき，病原体の推定を含めた診断の後，経験的治療（Empiric therapy）としての抗菌薬を開始し，培養検査の結果を参考に，Definite therapyやDe-escalationを検討する。在宅医療では，病院医療と比して検査手段および治療手段が限られており，感染症治療に難渋するリスクおよび，治療が後手に回るリスクがある。在宅医療の現場で感染症を治療する際にはそのリスクについて，本人・家族に理解してもらうことと，改善しない場合の入院の基準について，あらかじめサービス担当者でコンセンサスを得ておくことが重要である。また，治療の際のリスクを最小化するために，定期的な訪問診療に加えて，頻回な訪問看護，往診および訪問診療のスケジュールを計画することが重要である。

　Empiric therapyとして，急性単純性膀胱炎の場合，セファレキシン等の第1世代セファロスポリン，ST合剤またはホスホマイシン等の内服を検討する。急性腎盂腎炎や急性前立腺炎の場合，ニューキノロン系およびST合剤の内服を検討する。内服困難な場合にはセフトリアキソン静注を検討する。過去の培養情報があるときは，その感受性結果に従って抗菌薬を選択する。

　治療期間については急性単純性膀胱炎に対するセファロスポリンであれば7日間，急性単純性腎盂腎炎に対するニューキノロン系抗菌薬であれば7〜14日間，

急性細菌性前立腺炎に対するニューキノロン系抗菌薬であれば14日間前後等，各種ガイドラインを参考にしつつ[8]，患者背景，感染臓器，抗菌薬の種類および治療への反応によって個別に決定する。治療に抵抗する場合や，重症化する場合には泌尿器科のある総合病院への受診を検討する。

　セファレキシンは，セファロスポリン系の中ではバイオアベイラビリティが良好な経口抗菌薬で，ESBL産生菌など薬剤耐性がなければ腸内細菌科細菌に有効である。膀胱炎には良い適応だが，中等症以上の急性腎盂腎炎や急性前立腺炎については，臓器移行性が十分でないため避けるべきである。緑膿菌，腸球菌には効果がない。

　ST合剤は，腸内細菌科細菌を広くカバーし，前立腺を含めて組織移行性も良好な薬剤で，在宅医療の現場で遭遇する急性腎盂腎炎，急性前立腺炎の内服治療に有用である。ただし，緑膿菌，腸球菌とレンサ球菌には効果を認めない。血清クレアチニン値の上昇については一過性といわれているが，腎機能が低下している高齢者では，血清カリウム値を上昇させることがあるため注意が必要である。また，薬物相互作用を示す薬剤が多様であり，特にワルファリン，スルホニル尿素，ジゴキシン，メトトレキサート，フェニトインと併用するとこれら薬剤の効果を増強するので注意が必要である。

　レボフロキサシンは，緑膿菌を含む多くのグラム陰性桿菌への感受性が期待でき，在宅医療で使用頻度の高い抗菌薬だが，腸内細菌科細菌の耐性化が進行していることから，過去の培養情報を確認したり，新たに培養検査を提出するなど，その感受性を確認することが必要である。また本剤のみで結核は治癒しないが，抗結核作用を有するため症状を緩和させることがあり，結核の診断を遅らせ，死亡のリスクを高めることがあるので，原因不明の熱発に対して本剤を漫然と投与しないように注意すべきである。また必要に応じて一般細菌の培養に加えて抗酸菌培養を考慮する。薬剤相互作用のリスクが高いので，服薬の多い高齢者では特に注意を要する。

　セフトリアキソンは，半減期が長く1日1回の経静脈投与が可能なセファロスポリンで，エンテロバクターやシトロバクターなど緑膿菌を除く腸内細菌科細菌を広くカバーしており，在宅医療における尿路感染症治療のキードラッグとなるが，ESBL産生菌など本剤に耐性を示す菌が増加しており，投与開始時には培養検査を提出することが重要である。用法用量としては，セフトリアキソン1〜

2gを24時間おきに点滴静注することが一般的である。

　細菌尿を認めても症状がない無症候性細菌尿は，女性，高齢者，糖尿病患者でしばしば認められ，多くの場合抗菌薬治療の対象ではない。例外として妊婦と泌尿器科手術の前は治療対象となる。

5. カテーテル関連尿路感染症（Catheter-associated Urinary Tract Infection：CAUTI）の予防

　急性期医療機関での尿道カテーテル挿入の際には，耐性菌を含めた接触感染予防を念頭に，手指衛生と無菌操作が推奨されている。しかし，非急性期の施設や在宅医療における永続的尿道カテーテル留置患者に対する定期交換に無菌操作の必要性を示す明確な根拠はない。すでにカテーテル関連無症候性細菌尿（Catheter Associated Asymptomatic Bacteriuria：CAASB）が成立しているため，清潔操作（clean（nonsterile）technique）であればよく，無菌操作（sterile technique）の必要はないという意見も散見される[9, 10]。

　尿道カテーテルの交換間隔について明確な基準はないため[11]，現状では各症例，療養環境に応じて決めざるを得ない状況である。各種ガイドラインでも，「カテーテルの流れがなくなったり，故障したり，明らかな凝固がある場合には，任意の間隔で交換するべきではない」とされている[12, 13]。長期留置例では，閉塞がなくとも，一般に1〜2カ月に1回のカテーテル交換が推奨され，通常2カ月以上同一のカテーテルを留置し続けることはしない。一方，カテーテルの閉塞が起こった場合，または起こる兆しがある際には，迅速に交換する必要がある[14, 15]。閉塞を繰り返す場合には1週間に1回または2回以上交換する必要がある。

　在宅医療では，月に2回の訪問診療のタイミングに合わせて4週間ごと，閉塞のリスクの高いケースについては2週間ごとに交換している。本邦の訪問診療を行う診療所5,828施設を対象にしたアンケート調査によれば，尿道カテーテルの平均的な交換頻度は，4週ごとが50％，2週ごとが42％で，両者で90％以上を占めていた[16]。

　カテーテル関連尿路感染症（Catheter-associated Urinary Tract Infection：CAUTI）によって集尿バッグが紫色に変色するpurple urine bag syndrome（PUBS）になることがあるが[17]，便秘をコントロールすることで改善する場合があり，抗菌薬は不要である。

Modyらは長期療養型施設入居者に対する尿道カテーテルケアバンドルとして "Remember C.A.U.T.I. to prevent CAUTI" を提唱している[18]。ケアバンドルの内容は，C：Catheter Removal（不要なカテーテルの抜去），A：Aseptic Insertion（手指衛生の徹底，清潔操作），U：Use Regular Assessment（カテーテルの適応に関する定期的な検討），T：Training for Catheter Care（トレーニングを受けたスタッフ，患者，家族による施行。尿道周囲の消毒は不要など），I：Incontinence Care Planning（尿失禁ケアプランの構築）によって構成されている。

永続的尿道カテーテル留置患者では，長期の尿道カテーテル留置により100%細菌尿を認める[19]。また，尿路の感染管理だけでなく，結石の併発，尿道損傷，膀胱損傷などの可能性も考慮する必要性があるため，CDCのガイドラインにもあるように[9]，安易な尿道カテーテルの留置を慎むことが重要である。さらに，永続的尿道カテーテル留置患者に対しても，尿道カテーテル抜去の可能性について検討すべきである。同様に，在宅医療においても，尿道カテーテルの抜去の可能性については全例で検討すべきであると考えられる。尿道カテーテルを安全に抜去することは，CAUTIの予防かつCAASBの治療効果に加えて，患者と家族のADLとQOLの向上につながる。CAUTIに対する予防的抗菌薬投与は，耐性菌の発現と選択を促すリスクとなるため推奨されていない。また，CAUTIに対する予防的膀胱洗浄も推奨されていない。

6. カテーテル関連尿路感染症（Catheter-associated Urinary Tract Infection：CAUTI）の治療

尿路カテーテル留置患者が発熱をきたした際には，CAUTIと診断する前に，まず，肺炎や腸管感染症等，他部位の感染症，および感染症以外の原因，病態を鑑別する必要がある。CAUTIに対して抗菌薬治療は推奨されるが，カテーテル関連無症候性細菌尿（Catheter Associated Asymptomatic Bacteriuria：CAASB）に対しては推奨されない。

7日間以上留置されている尿道カテーテルであれば，抗菌薬投与前に抜去もしくは交換することが推奨されており[19,20]，在宅医療においても同様に検討すべきである[20]。抗菌薬治療を開始する前に，尿培養と，菌血症を疑う場合にはさらに血液培養を2セット採取することが望ましい。経験的治療（Empiric therapy）に際しては，複雑性尿路感染症に準じて，各地域，各施設の薬剤感受性（アンチ

バイオグラム）を参考に抗菌薬を選択すべきである[12,20]。その後培養結果が得られたらDefinite therapyへの変更やDe-escalationが推奨される[20]。CAUTIの治療期間については抗菌薬に速やかに反応した場合には7日間，反応が乏しい場合には10〜14日間，重症で合併症がある場合には14〜21日間が推奨される[20]。

　在宅医療・長期療養施設においては施行可能な検査・治療に制限があること，医療機関受診が必要な重症化の基準があることを想定し，患者，家族および施設スタッフとこれらの制限や基準を共有しておくことが重要である。

おわりに

　在宅医療では感染症診療の原則をおさえると同時に[1,21]，在宅医療の特性を理解した上での個別の具体的な対応の両立が重要となってくる。以下が要点である。

- ・診断の約8割は病歴と身体診察の組み合わせで可能であると言われており，X線検査やCT検査が困難な在宅医療の現場においては，病歴と身体所見がますます重要になる。
- ・尿路感染症の診断には身体所見に加えて，尿検査，尿路エコーを用いることで鑑別診断の除外と，感染臓器の特定をすることが重要である。特に在宅医療の現場ではPOCTを活用することによって，診断と治療の迅速化や，予後の改善に寄与する可能性がある。
- ・感染臓器と病原体の推定を含めた診断に基づき，経験的治療（Empiric therapy）として抗菌薬を開始し，培養検査の結果を参考に，Definite therapyへの変更，De-escalationを検討することが重要である。特に検査および治療選択肢が限られている在宅医療の現場では，定期的な訪問診療に加えて，頻回な訪問看護，往診および訪問診療の治療計画をたてること，および，改善しない場合の入院の基準について患者や家族および，受け入れ先の病院とコンセンサスを得ておくことが重要である。

■参考文献
1) 青木眞．レジデントのための感染症診療マニュアル第4版，医学書院，2020.
2) G. Christopher Willis, 松村理司監訳, Dr.ウィリス　ベッドサイド診断, 医学書院, 2008, 688p.

3) 松本哲朗.尿路感染症の診断と治療―尿検査を絡めた知見―. *Sysmex Journal* 30：38-45, 2007.

4) 松村隆弘.臨床検査のピットフォール尿沈渣検査における細菌判定のピットフォール検査と技術, 47 (6), 715-718, 2019.

5) 〆谷直人,菊池春人,福田篤久,ほか. POCTガイドライン第4版.日本臨床検査自動化学会誌, 43 (Suppl.1)：145, 2018.

6) 春人菊池. POCT (point of care testing). 医学のあゆみ, 263 (13)：1030-4, 2017.

7) 〆谷直人. POCT (Point of Care Testing) が変える臨床検査と医療.日本臨床検査自動化学会会誌, 40 (2)：111-8, 2015.

8) 山本新吾, 石川清仁, 速見浩士, ほか. JAID/JSC感染症治療ガイドライン2015―尿路感染症・男性性器感染症―.感染症学雑誌, 90 (1)：1-30, 2016.

9) Gould CV, Umscheid CA, Agarwal RK, Kuntz G, Pegues DA, Healthcare Infection Control Practices Advisory Committee. Guideline for prevention of catheter-associated urinary tract infections 2009. *Infect Control Hosp Epidemiol*. 31 (4)：319-26, 2010

10) 一般社団法人日本感染症学会編.感染症専門医テキスト (改訂第2版) 第I部解説編. 南江堂; 2017.

11) Stickler DJ, Evans A, Morris N, Hughes G. Strategies for the control of catheter encrustation. *Int J Antimicrob Agents*. 19 (6)：499-506, 2002.

12) Hooton TM, Bradley SF, Cardenas DD, Colgan R, Geerlings SE, Rice JC, et al. Diagnosis, prevention, and treatment of catheter-associated urinary tract infection in adults：2009 International Clinical Practice Guidelines from the Infectious Diseases Society of America. *Clin Infect Dis*. 50 (5)：625-63, 2010.

13) Wong ES. Guideline for prevention of catheter-associated urinary tract infections. *Am J Infect Control*. 11 (1)：28-36, 1983.

14) Saint S, Greene MT, Fakih MG. Preventing Catheter-Associated Urinary Tract Infections. *N Engl J Med*. 29；375 (13)：1298-9, 2016.

15) Saint S, Greene MT, Krein SL, Rogers MAM, Ratz D, Fowler KE, et al. A Program to Prevent Catheter-Associated Urinary Tract Infection in Acute Care. *N Engl J Med*. 374 (22)：2111-9, 2016.

16) 国立大学法人東京大学高齢社会総合研究機構医学部在宅医療学拠点.訪問診療・訪問看護における医療処置に関するアンケート調査報告書. 2014.

17) Dealler SF, Hawkey PM, Millar MR. Enzymatic degradation of urinary indoxyl sulfate by Providencia stuartii and Klebsiella pneumoniae causes the purple urine bag syndrome. *J Clin Microbiol*. 26 (10)：2152-6, 1988.

18) Mody L, Greene MT, Meddings J, Krein SL, McNamara SE, Trautner BW, et al. A National Implementation Project to Prevent Catheter-Associated Urinary Tract Infection in Nursing Home Residents. *JAMA Intern Med*. 01, 177 (8)：1154-62, 2017.

19) Raz R, Schiller D, Nicolle LE. Chronic indwelling catheter replacement before antimicrobial therapy for symptomatic urinary tract infection. *J Urol*. 164（4）：1254-8, 2000.

20) W. B. Bonkat G, Pickard R, Bartoletti R, Bruyère F, Geerlings SE, Wagenlehner F. EAU GUIDELINES ON UROLOGICAL INFECTIONS. 2017.

21) 青木眞. 発熱患者診療の基本原則（特集発熱患者を診たら！）. 治療, 92（8）：1922-7, 2010.

[矢澤 聰，長谷川直樹]

3 肺炎／COPD

はじめに

　「肺炎」とは細菌やウイルスなどの病原微生物により引き起こされる呼吸器感染症である。症状としては咳，痰，発熱，呼吸困難などを認める場合が多い。日常生活で発症する市中肺炎の他に，近年では高齢化社会に伴い誤嚥性肺炎の頻度も増加している。「慢性閉塞性肺疾患（COPD）」とは長期喫煙による肺胞の破壊や末梢気道炎症により生じた不可逆性の気流閉塞を認める肺疾患である。症状は慢性的な咳痰，労作時の息切れであり，進行により著明な呼吸不全を認めると在宅酸素導入が必要となる。在宅医療においてパルスオキシメータにより日々の呼吸状態を把握することが肺炎の早期発見やCOPDの在宅酸素療法を含めた呼吸管理に役立つと期待される。

【事例1】

　患者：90歳代，男性

　既往歴：脳梗塞，高血圧症

　現病歴：80歳代で脳梗塞を患い，その後はADL低下から徐々に全身の筋力低下を認めていた。1年前からときどき食事中にムセ込むようになり，数カ月前からその頻度が増加していた。3日前から咳痰がひどくなり，発熱と呼吸苦も出現したため病院を受診した。パルスオキシメータでSpO$_2$は80％台と低下し，胸部エックス線画像では右下肺浸潤影を認めた。臨床経過と検査結果から誤嚥性肺炎と診断され，また低酸素血症もあり入院で抗菌薬治療を行い，2週間後に肺炎は軽快し退院した。

【事例2】

　患者：80歳代，男性

　既往歴：慢性閉塞性肺疾患（COPD）

　現病歴：20歳代から1日20本の喫煙を続けており，70歳代で慢性的な咳痰と労作時の息切れがひどくなり近医を受診した。胸部エックス線画像とCT画像で肺過膨張と肺気腫性変化を認め，気管支拡張薬投与後の肺機能検査で1

秒率70％未満でありCOPDと診断された。禁煙した上で，吸入の気管支拡張薬と対症療法で経過を見ていたが，年々労作時の息切れがひどくなり，1年前からは安静時にも呼吸苦が出現し，パルスオキシメータでSpO_2が88％未満に落ち込むようになったため在宅酸素を導入して日常生活を送っている。

1. 呼吸器在宅診療に必要な基礎知識

(1) 動脈血酸素分圧

呼吸は，大気中の酸素を体内に取り込んで，体内で産生されたCO_2を吐き出すための仕組みであり，呼吸による二酸化炭素と酸素の交換をガス交換という。呼吸回数が早いことは頻呼吸（過換気），緩徐になると低呼吸（低換気）と呼ばれる。血液中の酸素レベルは，酸素分圧で示される。大気（1気圧＝760torr）中には21％の酸素が含まれており，室内の空気（室内気）（大気圧－飽和水蒸気圧）×0.21はおよそ150torrになる。呼吸によって，大気中の酸素を体内に取り込むのが呼吸ということになるが，動脈血中酸素分圧PaO_2は，計算上は表1のようになる。若年成人のPaO_2の平均値は，基準値は95Torr前後で，85Torrから約95Torrまでの間にあり，その値は年齢によって変化する。

(2) 低酸素血症と呼吸不全の定義

PaO_2が60mmHg以下になることを呼吸不全と定義される。呼吸不全には2つのタイプがあり，二酸化炭素分圧の増加を伴わない場合（45mmHg以下）をI型呼吸不全，45mmHgを超える場合をII型呼吸不全と呼ぶ。呼吸不全が1カ月以上続く状態を慢性呼吸不全という。慢性呼吸不全を引き起こす肺の病気には，代表的には，COPD，肺結核後遺症，間質性肺炎，肺がんなどがあり，肺疾患だけではなく，筋萎縮性側索硬化症や筋ジストロフィーなどの神経や筋

表1：

吸入気酸素分圧
＝（760torr；大気圧－47；水蒸気圧）×吸入気酸素濃度

大気圧（1気圧）での酸素濃度は21％，吸入気酸素分圧は150Torr

肉の病気でも慢性呼吸不全が起こることがあり，この場合は，II型の呼吸不全を呈する。

(3) 酸素飽和度とは

　血液中の酸素は組織に運ばれなければならない。血液中の酸素は，ほとんどが赤血球中のヘモグロビンと結合する。この酸素と結合したヘモグロビンは酸化ヘモグロビンと呼ばれる。ヘモグロビンは1分子で酸素4分子と結合することができ，4分子の酸素と結合した状態を「100％の酸素飽和状態」という。酸素と結合しうるヘモグロビンのうち何％が酸素と結合しているかを示すものが動脈血酸素飽和度（arterial oxygen saturation；SaO_2）である。SaO_2は，PaO_2によって規定されるが，その関係は直線的ではなく，図1に示すような曲線となる。この図からわかるように，PaO_2の低下があっても，呼吸不全の定義であるPaO_2 60 Torr未満に達するまではSaO_2の低下はわずかである。一方，酸素分圧が低い末梢組織では，ヘモグロビンからの酸素の解離が急激に起き，大量の酸素が組織に供給される仕組みになっている。

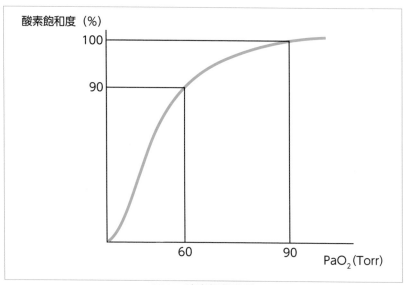

図1：酸素解離曲線

2. 主な呼吸器疾患と病態

(1) 肺炎

肺炎は，発症状況により病態が異なることから，下記の4つに分類される。

①市中肺炎（community-acquired pneumonia：CAP）

②医療・介護関連肺炎（nursing and healthcare-associated pneumonia：NHCAP）

③院内肺炎（hospital-acquired pneumonia：HAP）

④人工呼吸器関連肺炎（ventilator-associated pneumonia：VAP）

　市中肺炎（CAP）は，細菌やウイルスなどの病原微生物が感染して，肺に炎症を起こす病気疾患である。原因となる微生物は，肺炎球菌が最も多く，次いでインフルエンザ菌，肺炎マイコプラズマ，肺炎クラミドフィラなどが挙げられるが，近年は新型コロナ肺炎なども原因として想起する必要がある。

　診察所見，胸部エックス線画像，血液検査で診断する。肺炎と診断した場合には，さらに原因微生物を調べる検査を追加する。

(2) 免疫血清学的検査

① 抗体検査

　マイコプラズマ，オーム病，クラミジア・ニューモニエ，インフルエンザなどが疑われる患者においてそれぞれ行う。ただし，急性期と回復期の結果で評価する。一般的には急性期に比し回復期の抗体価が4倍以上の上昇が見られるとき有意とする。

② 抗原検査

A. 喀痰・咽頭ぬぐい液中抗原検査

　喀痰中肺炎球菌抗原検出法は，C-polysaccharide（C-ps）を特異的に認識する抗肺炎球菌C-psポリクローナル抗体を用いてイムノクロマトグラフィーで検出する（製品名；ラピラン肺炎球菌）。喀痰，上咽頭ぬぐい，中耳貯留液などが臨床検体として利用できる。簡便で，感度・特異度が高いが，肺炎球菌は一定の割合で上気道に常在しており，特に小児ではその割合が高く，常在している肺炎球菌の検出による偽陽性を示す可能性があ

ることに留意が必要である。

　マイコプラズマ肺炎では，咽頭ぬぐい液などから，マイコプラズマの菌体成分を検出する抗原検査法が利用可能であるが，感度，または特異度が十分ではなく，診療上問題となることもある。Covid-19の診療においても，簡便で迅速に結果が得られることから，抗原検査が広く活用されている。インフルエンザ流行期には咽頭ぬぐい液による，インフルエンザ抗原検査が実施される。

B.　尿中抗原検査

　尿中抗原検査法として，現在は，肺炎球菌とレジオネラ菌が臨床応用されている。肺炎球菌尿中抗原キットは，抗菌薬投与がすでに開始され，喀痰培養で起因菌の検出が困難でも，陽性所見を得られるメリットがある。感度70〜80％，特異度94〜99％で，肺炎球菌のほとんどの血清型を検出可能である。一方，尿中抗原は，肺炎球菌性肺炎治癒後でも，1〜3カ月にわたって陽性が続く場合もあり留意が必要となる。

　また，小児においては，上気道の常在肺炎球菌により偽陽性となる場合もあることが報告されている。さらに，肺炎球菌ワクチン接種後は，偽陽性を示す可能性もある。

　レジオネラの尿中抗原検査は，感度，特異度とも高くきわめて有用な検査である。レジオネラ肺炎は重症化することが多く，β-ラクタム系抗菌薬が無効であり，早期診断に基づく適切な抗菌薬の選択が必要である。レジオネラの尿中抗原検出は，レジオネラ肺炎を診断するためのきわめて有用な方法となっている。一方，広く用いられている尿中抗原検出キットは，レジオネラ・ニューモフィラ血清型1（80％以上）に関しては感度が高いものの，他の血清型のレジオネラに対する感度は低く留意が必要である。

③　痰の培養検査

　一般細菌，抗酸菌，その他の起炎菌に応じて喀痰を採取し，培養検査を行う。

④ 遺伝子検査

Covid-19, 結核菌, 非結核性抗酸菌症, マイコプラズマ, ニューモシスチス肺炎などにおいては, 直接喀痰にPCR法, MTD法あるいはLCR法（いずれも遺伝子増幅検査）を行うことができる。また, multiplex PCRを用いて複数の微生物を検体中から同定できる検査法なども利用可能となっている。

⑤ その他, 特殊免疫血清検査

    A. 血中 β-D グルカン：真菌感染症

    B. 血中カンジダ, クリプトコックス, アスペルギルスの各血清抗原検査

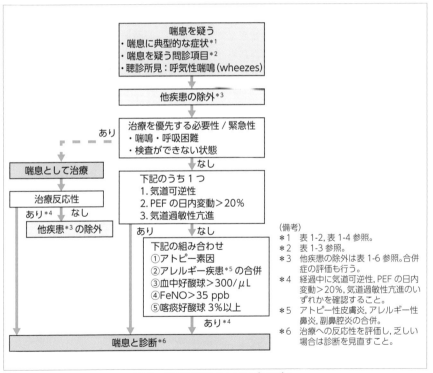

図2：喘息診断のアルゴリズム

（一般社団法人日本アレルギー学会喘息ガイドライン専門部会,
喘息予防・管理ガイドライン2021. 1.総説 p6)

C. 血中（白血球）サイトメガロウイルス抗原検査

(3) 気管支喘息

　気管支喘息は，気道の慢性炎症を本態とし，臨床症状として変動をもった気道狭窄や咳で特徴づけられる疾患と定義される。日本の喘息患者は増加傾向にあり，全体では400万人を超えている。

　喘息の診断に活用される検査は下記があり，診断は図2に従って行う。

　喘息治療のゴールは，「発作が起らないようになり，健康な人と変わらない生活を送ること」とされている。これを実現するために必要な喘息治療薬は用途に応じて大きく2つのタイプがあり，長期管理薬（コントローラー）は，発作が起こらないように毎日継続する薬剤であり，吸入ステロイドや，吸入ストロイドに長時間作用型気管支拡張薬の併用が治療の基本になる。これに対して，発作治療薬は発作が起こったときだけ使う薬で，短時間作用型気管支拡張薬やブデソニド／ホルモテロール合剤を使用したSMART療法，経口ステロイドを使用する場合もある。在宅医療においては，患者自身のセルフマネージメント

表2：喘息コントロール状態の評価

	コントロール良好 （すべての項目が該当）	コントロール不十分 （いずれかの項目が該当）	コントロール 不良
喘息症状 （日中および夜間）	なし	週1回以上	コントロール不十分の項目が3つ以上当てはまる
増悪治療薬の使用	なし	週1回以上	
運動を含む 活動制限	なし	あり	
呼吸機能 （FEV_1およびPEF）	予測値あるいは自己 最良値の80%以上	予測値あるいは自己 最良値の80%未満	
PEFの日（週）内 変動	20%未満*1	20%以上	
増悪（予定外受診， 救急受診，入院）	なし	年に1回以上	月に1回以上*2

＊1：1日2回測定による日内変動の正常上限は8%である。
＊2：増悪が月に1回以上あれば他の項目が該当しなくてもコントロール不良と評価する。

（一般社団法人日本アレルギー学会喘息ガイドライン専門部会，
喘息予防・管理ガイドライン2021．6.治療　p107）

がきわめて重要となるため，患者自身が2つのタイプの薬剤の違いを理解し，自身の服薬アドヒアランスについても自身で把握できるように指導する必要がある。

　治療は，常に「コントロール良好」を目指して薬剤を選択し，変更する必要がある。喘息のコントロール状態の評価方法を表2に示す。また，ACTのような喘息コントロール質問票を用いて，喘息のコントロール状態を評価することができる。「コントロール良好」な状態が3～6カ月維持できれば，薬を減らすかそのままの治療を続けるか判断が必要となり，「コントロール不十分」または「コントロール不良」となれば，治療を強める必要がある。

　重症喘息に対して，今日，生物学的製剤が使用可能となっている。生物製剤の一部では，自己注射が可能となっている。

(4) COPD

　慢性閉塞性肺疾患（COPD：chronic obstructive pulmonary disease）とは，従来，慢性気管支炎や肺気腫と呼ばれてきた病気の総称で，タバコの煙を主とする有害物質を長期にわたって吸入することで生じる炎症性の疾患である。持続的な気道の閉塞により，労作時の息切れ，気道の炎症により咳，痰が慢性的にみられる。

　日本人の40歳以上の人口の8.6％，NICE study 2001の調査では，患者数は約530万人と推定されている。厚生労働省の統計における2019年の死因順位では，COPDは男性の死亡原因の第8位となっている。2014年の厚生労働省患者調査では，病院でCOPDと診断された患者数は約26万人とされている。つまり，COPDであるのに受診していない人は500万人以上いると推測される。

　喫煙者の15～20％がCOPDを発症するといわれており，COPD患者の90％以上は喫煙者である。長年にわたる喫煙習慣を背景に発症する肺の生活習慣病といえる。

　COPDの最も重要な特徴は，進行性の慢性疾患であるということで，最初は，坂道や階段を昇るときなど労作時呼吸困難で病気を疑う場合が多く，病気が進行すると安静にしていても息切れを感じるようになり，在宅酸素療法が必要になる患者もいる。

　COPDの診断基準を図3に示す。

> 1. 長期の喫煙歴などの曝露因子があること。
> 2. 気管支拡張薬吸入後のスパイロメトリーでFEV_1/FVCが70%未満であること。
> 3. 他の気流閉塞を来しうる疾患を除外すること。

図3：COPDの診断基準

(一般社団法人日本呼吸器学会COPDガイドライン第6版作成委員会,
COPD（慢性閉塞性肺疾患）診断と治療のためのガイドライン第6版2022, p50 表1)

　COPDの治療で最も重要となるのは，禁煙指導である。喫煙を継続する限り，COPDは確実に進行することになる。薬物療法の基本は，気管支拡張薬である。気管支拡張薬は，長時間作用型β_2気管支拡張薬，長時間作用型抗コリン薬をそれぞれ単剤，また，これらの合剤が使用される。COPDと喘息病態の合併はしばしば認められる。このような病態は喘息（asthma）・COPDオーバーラップ（ACO）と呼ばれているが，喘息病態合併COPDに対しては吸入ステロイドを必ず使用する必要がある。

　COPDは，気道感染が急激に悪化することがあり，これはCOPD急性増悪と呼ばれる。ウイルスや細菌による風邪，急性気管支炎，大気汚染で，約3分の1は原因が不明である。COPDの急性増悪は生活の質を低下させ，しばしば入院を余儀なくされる。また，急性増悪は呼吸機能の低下を起こす。このため急性増悪を予防し，早期に発見治療することはCOPDの進行の抑制において重要で，急性増悪はCOPDの重要な治療ターゲットである。

　呼吸リハビリテーションもCOPDのマネージメントにおいては重要で，COPDが進行すると呼吸困難の症状から身体活動性が低下し，さらに呼吸困難が悪化する悪循環に陥りやすい。このような状態を改善するために，薬物療法に加え，運動療法や栄養療法など，在宅における日常生活への指導が重要となる。

(5) 間質性肺炎・肺線維症

　間質性肺炎は，胸部画像検査で両側びまん性の陰影を認める疾患のうち，肺の間質を炎症や線維化病変の場とする疾患の総称である。間質性肺炎の原因は職業・環境性や薬剤など多岐にわたり，また，膠原病・サルコイドーシスなど

の全身性疾患に付随して発症するものと，原因が特定できないものが含まれる。

　特発性間質性肺炎（Idiopathic interstitial pneumonias：IIPs）は原因を特定できない間質性肺炎の総称であり，これには全部で7つのタイプが存在し，その1つが特発性肺線維症（Idiopathic Pulmonary Fibrosis：IPF）に分類される。間質性肺炎の半数以上が原因不明にとどまっている。特発性間質性肺炎も組織病理学的パターン別に細分化されている。

　IPFは，80〜90％と最も多いとされ，胸部CTで肺に蜂巣状の陰影を呈することを特徴とする。IPFは，国の難病に指定されている難治性肺疾患である。慢性的に進行し，診断確定後の平均生存期間は3〜5年で，線維化の進行を抑制する薬物治療を中心に，状態に応じた対症療法が行われている。

　IPFの国内患者数は現在，1万3,000〜1万5,000人といわれているが，初期・早期には自覚症状のないケースもあり，潜在的な患者数はこの10倍くらいではないかと推定されている。IPFは，50歳以上の男性が多く，ほとんどが喫煙者であることから，環境因子のうち特に喫煙が重要な危険因子となる。

　治療は，まず禁煙を行う。根治療法はないが，抗線維化薬が臨床で使用可能となってからは，線維化の進行抑制のために積極的に使用されるようになっている。現在，使用可能な抗線維化薬は，ピルフェニドンまたはニンテダニブの経口薬であり，線維化抑制効果が認められている。ただし，根本的な治療ではなく，疾患予後を劇的に改善する薬剤ではないことから，今後，さらなる薬剤開発が望まれている。

3. 在宅医療に活用できる呼吸器検査

(1) パルスオキシメータとSpO$_2$

　SaO$_2$は，動脈血ガス分析装置に組み込まれたCOオキシメータを用いて測定できる。これに対して，パルスオキシメータを用いて測定したSaO$_2$は，SpO$_2$（percutaneous oxygen saturation）と表記される。パルスオキシメータは，光が酸化ヘモグロビンと還元ヘモグロビンを伝搬した際の2つの波長を検出する検出器を有し，指尖や耳朶において，発光器と検出器で挟んでSpO$_2$を測定する機器である（図4）。新型コロナの流行にともなって，患者個人の保有が進んでいる。

　パルスオキシメータによる測定は簡便で，非侵襲的であるが，測定を主に指

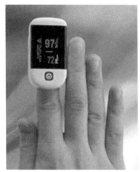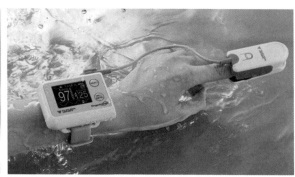

図4：パルスオキシメータとSpO$_2$

先の毛細血管で行うため，寒冷による血管収縮やマニキュアなどの透過性の低下，体動の影響などにより，SaO$_2$を正確に反映していない場合もあるため，測定にあたっては注意が必要である。

　また，SpO$_2$が正常であっても，組織への酸素供給は心拍出量やヘモグロビン濃度などとも関係するので，SpO$_2$が正常であっても，組織への酸素供給量が不十分となりうるので，他の臨床指標とあわせてSpO$_2$を評価する必要がある。

　パルスオキシメータは製品ごとに精度に違いがみられる場合があり，購入の際には考慮する必要がある。製品間の差は，精度に加えて，誤差の発生を抑える工夫や耐久性など測定性能と品質の違いにより，目的に応じた選択をする必要がある。安価な製品では必ずしも精度に関する情報が公開されていないので，注意する必要がある。

　呼吸不全を定義PaO$_2$≦60 Torrと定義すると，酸素飽和度からみた呼吸不全の定義はSpO$_2$≦90％となり，この値が酸素療法の絶対適応 となる。しかし，肺炎などにより病状が急激に進行することも多く，SpO$_2$にも3％程度の測定誤差があるので，酸素療法の開始は準呼吸不全状態であるPaO$_2$≦70 Torr，SpO$_2$≦93％で考慮することが望ましい。よって，在宅医療においてもSpO$_2$≦93％の酸素飽和度の低下が確認された場合は，酸素療法の必要性を考慮し，早急な対応が必要となる。

(2) 簡易スパイロメーター

　呼吸機能検査は，一般に専門医療機関で行われることが多いが，簡易スパイロメーターは，個人で購入し，簡便に肺年齢や1秒量などの主要な呼吸機能検査項目を測定することができる。ハイ・チェッカー（図5）などが販売されている。性能的には医療機関でスパイロメーターを使用して測定するのと大差ないが，呼吸曲線の記録ができないので，息を的確に吹き込めたかどうかの判定はできないなどの問題もある。スパイロメーターは，臨床検査技師が施行しても，1回では息の吹き込み方が適切でないという状況にあり，息の吹き込み方の確認ができない簡易スパイロメーターでは偽陽性が出やすい。また，医療機器ではあるが，フローボリューム曲線が記録として残せないので，保険点数を算定できない。

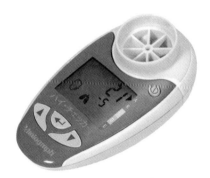

図5：ハイ・チェッカー

(3) ピークフローメーター

　簡易型ピークフローメーターは，安価で，喘息患者が自宅で経時的に測定し，喘息の客観的な自己管理の指標をして活用することができる。多くの製品が販売されており，個人でも容易に入手可能である（図6）。

　呼吸機能の指標の1つであるピークフロー（最大呼気流量）を測定する器具で，ピークフローとは，力いっぱい息をはき出したときの呼気流速の最大値のことである。このピークフローの値を測ることで，喘息発作のあるなしにかかわらず，気管支の状態を客観的に評価することができる。喘息病態の基本は呼

商品名	ミニ・ライト ピークフローメーター	パーソナルベスト ピークフローメーター	エアーゾーン・ピークフローメーター	アズマチェック ピークフローメータ
測定範囲 (L/分)	小児30〜400 成人60〜850	小児50〜390 成人60〜810	60〜720	60〜810
重量（g）	小児52 成人80	約85	45	55
各PEFメーターの特徴 (添付文書による)	・1本1本が検査結果に合わせて手作業で目盛板を取り付けるため高い精度が得られる.	・PEFメーターが収納ケースと一体型になっているため，携帯性に優れている. ・「ゾーンマーカ」が装備されている. ・専用の日本人の予測式がある.	・小児から成人まで幅広く使用することが可能である. ・管理しやすい3色の「ゾーンマーカー」が付いている.	・小児から成人まで幅広く使用することが可能である. ・カラーゾーン「ゾーンマーカー」が付いている.
販売元	松吉医科器械株式会社（マツヨシ）	村中医療器株式会社（ムラナカ） チェスト株式会社	松吉医科器械株式会社（マツヨシ）	村中医療器株式会社（ムラナカ）

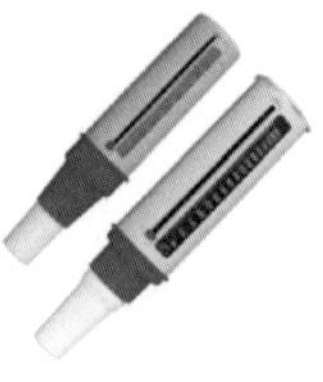

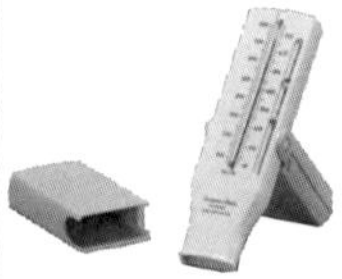

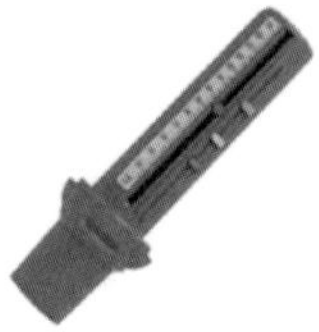

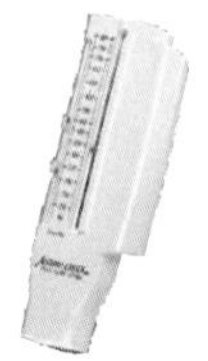

PEF の測定方法

1. PEFメーターのマーカーをゼロ，またはスケールの一番下にセットする.
2. 立位で顔を上げて真っすぐ立つ（ノーズクリップは不要）.
3. 息を最大限に吸い込み，マウスピースをくわえる（空気が漏れないようにする）.
4. できる限り速く呼出する.
5. マーカーの止まった目盛を読む.
6. 3回の測定のうちの最大値を喘息日誌に記録する.

（一般社団法人日本喘息学会，喘息診療実践ガイドライン2022，p14，表3-3, 3-4）

図6：主なPEFメーターの概要とPEFの測定方法

気の気流の変動性であり，気道炎症により喘息病態が悪化すると，ピークフローの日内変動幅が増大するが，ピークフローメーターはそれを鋭敏に捉えることができる。喘息発作により症状が現れる前にピークフロー値が低下するので，医師による患者の喘息病態を把握し治療方針を決定するのに役立つばかりでなく，患者が定期的にピークフロー値を測定し記録することにより，発作の早期

予知が可能になり，的確な対応がとれるようになり，在宅におけるセルフマネージメントに役立つ。

■参考文献
1）COPD（慢性閉塞性肺疾患）診断と治療のためのガイドライン2018［第5版］
2）一般社団法人日本アレルギー学会喘息ガイドライン専門部会作成：「喘息予防・管理ガイドライン2021」作成委員
3）「特発性間質性肺炎診断と治療の手引き 改訂第4版」

[權 寧博，鹿野壮太郎]

4 ❤ 血栓症

はじめに

　血栓症には，静脈血栓症と動脈血栓症があり，背景にはVirchowが提唱した①血液内皮障害，②血液凝固亢進，③血液停滞が，形成要因として重要な働きをしている。血管，血液，血流のいずれかに異常が起こることによって生じた血栓が血管を閉塞し，さらに形成された血栓が血流によって流され，形成部位とは別の部位において血管を閉塞することによって臓器障害が引き起こされる。在宅医療では，血栓症で配慮すべき生活不活発や寝たきりの状況がある。血管や血流の異常を早期に発見可能な超音波検査や血液の異常のリスクを評価可能なD-ダイマーが有用である。

1．静脈血栓症

【事例1】

　症例は，84歳・女性。アルツハイマー型認知症，2型糖尿病にて車いす生活で要介護Ⅳレベルの患者。半年前から廃用性に歩行困難となり在宅療養中。月に1回の訪問診療と週に1回の訪問看護を受けていた。今回，3日前から右下肢が腫れているとのことにて家族から連絡あり訪問したところ，左膝から下腿にかけて全体が腫れ，左右腓腹部周径に3cm以上の差を認めた。同部には圧痛を伴う圧痕性浮腫（指で押して離した後も凹みが残るむくみ）と表面の側副静脈が確認された。D-ダイマー迅速検査キット（図1）では10μg/mLと上昇を認め，下肢静脈超音波検査では，図2に示すように左下腿ヒラメ静脈内のうっ滞がみられ，B-modeで血管内部に血栓様エコーが認められた。下腿milking反応が弱く，圧迫による血管消失が乏しく深部静脈血栓症と診断された。

（1）概要

　代表的な疾患は，深部静脈血栓症，肺塞栓症，心房細動が原因の脳梗塞などがあげられる。

　深部静脈血栓症では，静脈血流が障害されることで血液が停滞し，血栓ができると考えられており，下肢にできやすい。例えば，長時間のデスクワークや

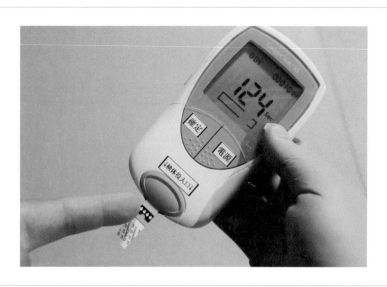

図1：D-ダイマー迅速検査キット

コアグチェック®XS/コアグチェック®ProIIは，毛細管血を8μL以上を点着するのみで
PT-INRデータが測定できるPoint of Care Testing（簡易迅速検査）製品である。コア
グチェック®XS/コアグチェック®ProIIの誕生により，在宅診療での検査が容易となり，
しかも約1分間で測定結果が出るため，診断にも有用である。

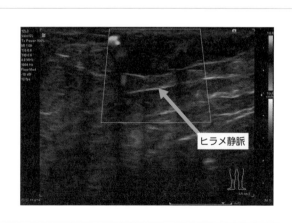

ヒラメ静脈

図2：深部静脈血栓症

フライト，映画や演劇などの長時間の鑑賞，バスや新幹線での長時間移動，整形外科疾患術後，特に人工膝関節置換術後や人工股関節置換術後，さらには外科疾患，婦人科疾患，急性期の脳血管障害や心不全の急性増悪の内科疾患，分娩後や震災時の長時間の安静などでは特に生じやすい。

(2) 頻度

在宅医療の対象者に関する深部静脈血栓症の頻度については，英国における45のケアホームを対象とした観察的コホート研究[1] によると，1,011名の参加者が登録され，平均フォローアップ期間312日（標準偏差98日）での発生率は，確実な静脈血栓症では観察期間100人年あたり0.71（95％信頼区間［CI］＝0.26〜1.54），確実および疑いを含めた静脈血栓症では100人年あたり0.83（95％ CI＝0.33〜1.70）であった。ケアハウスでの静脈血栓症の発生率は，地域社会（100人年あたり0.117）や70歳以上の高齢者（100人年あたり0.44）と比較してもかなり高い。18歳以上で著しくあるいはまったく動けない状態の慢性疾患患者221人において，ベッドサイドで簡易的な圧迫超音波検査によりスクリーニングがなされ，無症候性近位静脈血栓症の有病率は18％（95％ CI＝13〜24％）であったが，症候性静脈血栓症や肺塞栓症の症例はなかった。最大で4つの危険因子を含むモデルでは，静脈血栓症の既往，運動能力低下の発症時期，長期在宅介護，運動能力低下が要因であった。認知機能障害による移動能力低下のみられた患者での静脈血栓症のリスクは，認知機能障害および認知症患者の約半分に相当した[2]。なお，これらの報告はいずれも欧米からのものであり，本邦における在宅医療の現場での報告はなく，今後の検討が待たれる。

(3) 成因と危険因子

深部静脈血栓症の主な危険因子としては，表1に示すような背景，病態，治療での関与があげられている。在宅医療では，対象者の多くは高齢であり，脳血管障害や廃用症候群などで長時間座位を余儀なくされている患者や，心不全，脱水などを来しやすいといった危険因子を有する患者が多いのが特徴である。

(4) 症状

深部静脈血栓症の患者の約半数は無症状で発見されないことがある一方で，

表1：**深部静脈血栓症の危険因子**

事項	危険因子
背景	加齢 長時間座位，旅行，災害時
病態	外傷：下肢の麻痺，脊椎損傷，下肢の骨折 悪性腫瘍 先天性凝固亢進：凝固抑制因子欠乏症 後天性凝固亢進：手術後 心不全 炎症性腸疾患，抗リン脂質抗体症候群，血管炎 下肢静脈瘤 脱水・多血症 肥満，妊娠・産後 先天性iliac bandやweb，腸骨動脈によるiliac compression 静脈血栓塞栓症既往：静脈血栓症・肺血栓塞栓症
治療	手術：整形外科，脳外科，腹部骨盤部外科 薬剤服用：女性ホルモン，止血剤，ステロイド剤 カテーテル検査・治療 長期臥床：重症管理，術後管理，脳血管障害

〔日本循環器学会．肺血栓塞栓症および深部静脈血栓症の診断，治療，予防に関するガイドライン（2009年改訂版）：循環器病の診断と治療に関するガイドライン（2008年度合同研究班報告）より作成〕

肺塞栓症を合併したことによる突然の胸痛や息切れが最初の症状になることも少なくない。脚の太い静脈血流が遮断されると，ふくらはぎの浮腫，漠然とした痛み，静脈分布に沿った圧痛・熱感・紅斑などの症状が現れる場合にも症状は非特異的であり頻度や重症度はさまざまである。圧痛，下肢全体の腫脹，3cmを超える腓腹部周径の左右差，圧痕性浮腫，および表在部の側副静脈が最も特異的な所見とされ，これらが3つ以上併存し，他に疾患がない場合には深部静脈血栓症の可能性が高くなる（表2）。

(5) 診断

深部静脈血栓症は，症状や臨床所見のみで診断することは難しく，下肢超音波検査や造影CT検査などの画像検査により診断される。一方で，在宅医療の現場では全例に画像検査をするのは負担が大きく現実的ではない。図3に示す

表2：Wells score（深部静脈血栓症）

項目	スコア
進行癌（治療中、6カ月以内治療や緩和治療を含む入院）	1
下肢の完全麻痺、不全麻痺あるいは最近のギブス装着による固定	1
臥床安静3日以内または12週以内の全身あるいは局所麻酔を伴う大手術	1
深部静脈領域の限局的圧痛	1
下肢全体の腫脹	1
患側肢のふくろはぎ（脛骨粗面下10cmで計測）が健側肢よりも3cm以上腫脹	1
患側肢で陥凹を認める浮腫	1
表在静脈の側副血行路の発達（静脈瘤ではない）	1
深部静脈血栓症の既往	1
深部静脈血栓症に類似した他疾患の診断	−2

0：低リスク　1〜2：中リスク　3以上：高リスク

(Wells PS, et al：N Engl J Med. 2003；349 (13)：1227-1235.より引用)

ように問診や診察による病歴や下肢の症状，身体所見，危険因子（表1）から，Wellsスコア（表2）などを活用することにより検査前確率を推定することがガイドラインでは推奨されている。これにより深部静脈血栓症が高く疑われれば直ちにポータブル下肢超音波検査を行い，一方で低・中確率であればD-ダイマーを測定した後に，正常であれば除外し，異常であればポータブル下肢超音波検査を行う。臨床的に高確率の場合には，D-ダイマーは測定せずに画像診断を行う[3]。下肢超音波検査により明らかな血栓像がある場合には診断につながる。一方，骨盤内の静脈までは検出が難しく，すでに肺血栓塞栓症を起こし下肢から血栓が完全に遊離した場合には，下肢超音波検査では異常がみられず診断にはつながらない。

①D-ダイマー

　血液凝固の中で重要な役割を果たすフィブリンが，プラスミンによって溶解された結果, FDP（fibrin/fibrinogen degradation products）が産生される。D-ダイマーはその中に含まれる線溶の副産物であり，その濃度が高いことは近い過去に血栓が存在して溶解したことを示唆するマーカーである。さま

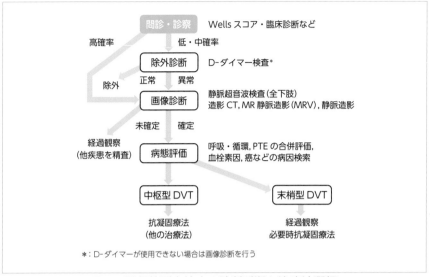

図3：深部静脈血栓症の診断手順と治療法選択
〔日本循環器学会. 肺血栓塞栓症および深部静脈血栓症の診断, 治療, 予防に関するガイドライン
(2017年改訂版) https://j-circ.or.jp/old/guideline/pdf/JCS2017_ito h.pdf. 2022年10月閲覧〕

ざまな測定法が開発されており, 各々で差異は見られるが, おおむね,
＞500ng/mLが陽性と判断され, 感度が高く(80～95％), 特異度の低い(40
～68％) 検査である[4]。すなわち, 深部静脈血栓症と診断されたものの中で
陽性を占める割合は多いが, 逆に陽性のみでは深部静脈血栓症と必ずしも診
断はできない。これには, 血栓形成傾向を示す病態（表3）があれば陽性を
示しやすい非特異的指標であるためである。臨床では, 深部静脈血栓症の検
査前確率が低い場合に, D-ダイマーの陰性をもって疾患の存在を否定して
いるが, 検査前確率が高い場合には確定診断には追加検査が必要である。

②下肢静脈超音波検査

下肢静脈超音波検査での深部静脈血栓症の診断は, 非侵襲的に静脈の内層
や圧縮率をBモード法で評価することにより容易に判断できることもある
が, 新鮮血栓では低エコーを呈し判定ができないこともある。この際には静
脈圧迫法やドプラ法により血流障害を証明することによって血栓を同定す

表3：D-ダイマーが上昇する疾患や病態

・播種性血管内凝固症候群
・深部静脈血栓症
・肺血栓塞栓症
・悪性腫瘍
・肝硬変症
・大動脈瘤
・手術後
・妊娠中
・ほか，血液凝固亢進状態　など

る。静脈圧迫法は探触子で皮膚の上から静脈を圧迫し静脈内腔の形態変化を観察する。深部静脈に血栓があれば完全には虚脱しない（図4）。カラードプラ法では（下腿部ミルキング後）末梢側へ向かう逆行血流が検出され，深部静脈弁不全と判定できる。慢性期例では血流の有無だけでなく血流方向の

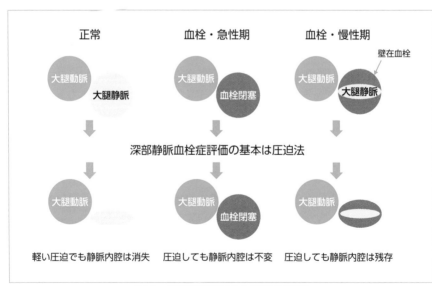

図4：深部静脈血栓の超音波診断

〔松尾 汎：深部静脈血栓の超音波診断. Jpn J Med Ultrasonics 2007；34（1）：27-34より引用, 一部改変〕

確認も大切である。現在では，本検査は深部静脈血栓症の診断におけるgold standardとなっており，大腿および膝窩静脈の血栓症については感度が90％，特異度は95％を超えているが[5,6)]，腸骨静脈または腓腹部の静脈血栓症では，やや精度が低くなる[7)]。

2．動脈血栓症

【事例2】

　症例は，70歳・男性。50歳時痛風発作，55歳時健康診断で高血圧と糖尿病を指摘されるもいずれも放置。61歳より降圧剤で加療開始。1カ月前に一過性の右半身の脱力感で某病院に入院し，一過性脳虚血発作，高血圧症，高脂血症，糖尿病，高尿酸血症の診断を受け治療され退院。退院2週間後に再度右不全片麻痺，構音障害が出現し，往診依頼があった。総頸動脈超音波では（図5），内膜中膜複合体の厚さ（以下Intima-Media Thickness：IMT）は右1.4mm，左1.2mmと肥厚していたがプラークはみられなかった。メタボリックシンドローム（2型糖尿病，本態性高血圧症，高中性脂肪血症，内臓肥満），高コレステロール血症，高尿酸血症，頸動脈硬化症に伴う脳梗塞と診断し，緊急入院となった。

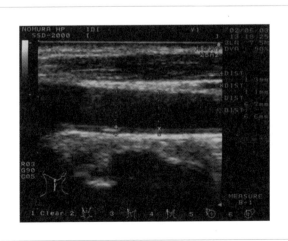

図5：頸動脈内中膜複合体厚（IMT）の測定（左総頸動脈）

(1) 概要

　代表的な疾患は，心筋梗塞，脳梗塞（心房細動が原因の脳梗塞を除く），閉塞性動脈硬化症に起因する血栓症である。

　頸動脈硬化は，アテローム性動脈硬化症の好発部位であり，全身の動脈硬化症を反映している。脳血管障害や虚血性心疾患の発症の危険因子として，あるいは治療効果をみるための代理エンドポイントとして臨床的に重要な意味をもっている。超音波断層法による総頸動脈の評価では，簡便で侵襲が少なく，最も表層に位置して繰り返し観察が可能であることから盛んに用いられている[8,9]。これまでの成績を踏まえて頸動脈を検査することでどのような情報が得られるのか，それは臨床的にどのような意味を有するのかについて概説する。

(2) 頻度

　18 〜 99歳のフランス人男性630人と女性718人において頸動脈硬化症の有病率は，男性で25.4%，女性で26.4%であった。壁肥厚は，男性の9.4%と女性の11.7%，プラークの有病率は男性で13.3%，女性で13.4%に見られ，狭窄プラークの有病率はそれぞれ2.7%と1.5%であった[10]。吹田市の無症候性頸動脈病変では，50 〜 79歳の男性814人，女性880人において頸動脈硬化症の有病率に有意な性差が見られ，男性の7.9%，女性の1.3%が50%を超える狭窄を伴うアテローム性動脈硬化症を患っていた[11]。

　動脈硬化性疾患と頸動脈IMTとの関係については，半田ら[12]は動脈硬化の危険因子を有する229名を対象として，頸動脈病変と脳血管障害，CT病型を比較検討し，頸動脈のアテローム性動脈硬化が虚血性脳血管障害，特に皮質枝領域梗塞に関与するとしている。また，Salonenら[8]は頸動脈病変を急性心筋梗塞の独立危険因子として提唱し，最大IMTが0.1 mm上昇すると，発症の危険率は11%高まるとしている。このように頸動脈硬化は脳や冠動脈硬化症と同様に標的臓器障害として捉えることができる。

(3) 成因と危険因子

　頸動脈硬化性疾患の危険因子については，42，48，54，60歳の東フィンランド人1,224名の男性を対象とした報告では，頸動脈IMTは0.94 ± 0.38 mmで，その独立危険因子として年齢，外来脈圧，喫煙数，LDLコレステロール，虚

血性心疾患歴, 収縮期血圧, 糖尿病の存在をあげ[8], その後の追跡調査にて, 2年間のIMT増加には加齢, 喫煙, LDLコレステロール高値, ヘモグロビン高値, 血小板凝集能亢進, 血清銅高値, セレン低値が影響因子であったと報告している[9]。日本人を対象とする約1,000例以上のIMTを用いた研究では, メタボリックシンドローム[13], 歯周病[14], 慢性腎臓病[15], メタボリックシンドロームと尿酸[16], 睡眠時無呼吸症候群[17] などとの関連が報告されている。さらに, IMTは動脈硬化危険因子と関連するが, 主要危険因子とは独立して心血管疾患の発症と関連する[18,19]。一方, 頸動脈IMTは, 降圧剤や高脂血症剤による治療により退縮させることも可能である[20]。

(4) 症状

　頸動脈狭窄だけでは通常症状は見られないが, 脳が血流障害に陥った場合には脳梗塞と同様の症状が生じ, 半身の手足のしびれや麻痺, 言葉が出にくいなどの症状がみられる。重要なことは, 約40%の患者では短時間（多くは1時間以内）で完全に改善する。一方, 15～20%の患者では, 短時間（数分, 数時間, 数日以内）にどんどん悪化していく。頭蓋内の頸動脈で最初に枝分かれする血管は眼球の栄養動脈であり, 血栓がこの血管を詰まらせると片側の眼の上半分や下半分の視野が暗くなる, 視力が急に低下し物が見えづらくなる, 時に眼の奥の痛みを呈するなどの症状がみられる。一時的な症状で多くは回復するため一過性黒内障と呼ばれ, 頸部頸動脈狭窄症に多い症状である。また, 頸部頸動脈狭窄症により脳の血流量が減少した場合には, 脳梗塞の症状以外に立ちくらみや浮遊性のめまい感などを訴える。

(5) 診断

　超音波断層法は, 表層の血管評価において解像力の点からきわめて優れている。すなわち, 狭窄などによる血流に障害がみられる以前の早期動脈硬化性病変によるIMT変化の定量的評価が可能である。頭蓋内や冠動脈などの主要血管の動脈硬化がある程度評価可能となり, artery to artery embolismの原因となるプラーク（局所性隆起性病変）を検出できることも重要である。その他, 内頸動脈閉塞や狭窄症の診断, 大動脈炎症候群などの血管炎の診断および活動性の評価, 動脈解離の診断などにも活用できる。また, 頸動脈狭窄病変に対す

る経皮的血管拡張術およびステント留置，頸動脈内膜摘除術を行う際の術前・術後検査にも有用である。実際に超音波断層法により描出しえた頸動脈病変が，剖検あるいは内膜剥離術より得られた組織標本と一致することも示されており[21]，動脈硬化の危険因子との関連を見る研究も数多くなされている[22]。

①頸動脈超音波検査

　病変の評価については，超音波断層装置と7.5MHzリニア型Bモード探触子を用いて行われる。計測では，患者を仰臥位にし，患側の頸部を広範囲に得るように顎を前方に突き出し，対側に頭部を30度前後傾斜する。必要以上の傾斜は血管走行や，血流状態に影響がでる場合があり注意が必要である。最初に血管短軸スキャンで頸動脈病変の検出を行う。鎖骨上窩の総頸動脈起始部より顎下腺方向の内頸動脈末梢にわたる観察可能な範囲をスキャンする。短軸スキャン操作では，血管短軸断面の側方が超音波の反射が弱いため描出不良になりうるが，側方や後方からのアプローチ操作を追加し，頸部前方アプローチによる描出不良な血管側壁を良好に描出し，病変部の検索を行う。

　病変の指標については，動脈径とIMT（図5），プラークの検出と性状の判定，狭窄病変の有無（図6），ドプラ法を用いた血流評価などがある。IMTは，一般に最大厚（max-IMT）を用いて評価されるが，max-IMTとその両サイド1cmの部位の2あるいは3ポイントのIMTを計測し，厚みの平均をmean-IMTと定義する場合もある。どの値を採用するかは報告によりさまざまである。図7に示すようにIMTの肥厚には年齢が最も強い関連因子であり[22]，IMTの基準範囲は1.0mm未満，1.1mm以上を肥厚ありと診断する。早期動脈硬化研究会の定義では，頸動脈プラークを「IMTが1.0mmを超え，IMC表面に変曲点を有する限局性の隆起病変。なお，vascular remodelingの症例は，隆起の有無に関係なくプラークとする。」とされている（図6）。プラーク内の性状については，エコー輝度と病理組織標本の比較から，高エコー輝度で音響陰影を伴ったプラークは石灰化病変，周囲の筋組織と比較して等エコー輝度かやや高エコー輝度を示すプラークは線維性病変，さらに低エコー輝度のプラークは粥腫やプラーク内出血などが疑われる。

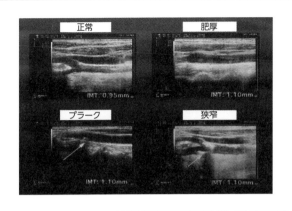

図6：総頸動脈内膜中膜複合体の主な病変：正常，肥厚，プラーク，狭窄

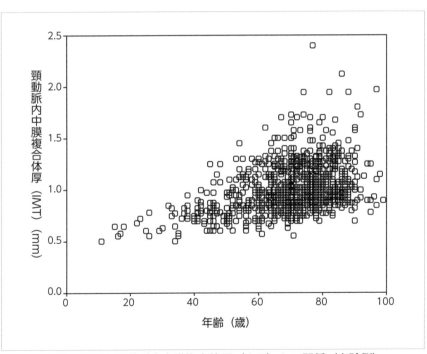

図7：年齢と頸動脈内中膜複合体厚（IMT）との関係（自験例）

おわりに

　本稿では在宅医療における血栓症の診断に必要な検査項目，D-ダイマーと超音波検査を中心に概説した。近年，臨床検査による各種疾患の診断能は格段に向上してきたが，単独の検査項目ではいずれも限界があり，それぞれの特性を理解し，有用な項目を選択し臨床に用いることが重要である。

■参考文献

1) Apenteng PN, Hobbs FR, Roalfe A, Muhammad U, Heneghan C, Fitzmaurice D : Incidence of venous thromboembolism in care homes : a prospective cohort study. *Br J Gen Pract* 2017, 67 : e130-e137.

2) Arpaia G, Ambrogi F, Penza M, Ianes AB, Serras A, Boracchi P, Cimminiello C : Risk of venous thromboembolism in patients nursed at home or in long-term care residential facilities. *Int J Vasc Med* 2011, 2011 : 305027.

3) Yamaki T, Nozaki M, Sakurai H, Takeuchi M, Soejima K, Kono T : Prospective evaluation of a screening protocol to exclude deep vein thrombosis on the basis of a combination of quantitative D-dimer testing and pretest clinical probability score. *J Am Coll Surg* 2005, 201 : 701-709.

4) Stein PD, Hull RD, Patel KC, Olson RE, Ghali WA, Brant R, Biel RK, Bharadia V, Kalra NK : D-dimer for the exclusion of acute venous thrombosis and pulmonary embolism : a systematic review. *Ann Intern Med* 2004, 140 : 589-602.

5) White RH, McGahan JP, Daschbachmm, Hartling RP : Diagnosis of deep-vein thrombosis using duplex ultrasound. *Ann Intern Med* 1989, 111 : 297-304.

6) Kearon C, Julian JA, Newman TE, Ginsberg JS : Noninvasive diagnosis of deep venous thrombosis. McMaster Diagnostic Imaging Practice Guidelines Initiative. *Ann Intern Med* 1998, 128 : 663-677.

7) Atri M, Herba MJ, Reinhold C, Leclerc J, Ye S, Illescas FF, Bret PM : Accuracy of sonography in the evaluation of calf deep vein thrombosis in both postoperative surveillance and symptomatic patients. *AJR Am J Roentgenol* 1996, 166 : 1361-1367.

8) Salonen R, Salonen JT : Determinants of carotid intima-media thickness : a population-based ultrasonography study in eastern Finnish men. *J Intern Med* 1991, 229 : 225-231.

9) Salonen JT, Salonen R : Ultrasound B-mode imaging in observational studies of atherosclerotic progression. *Circulation* 1993, 87 : Ii56-65.

10) Prati P, Vanuzzo D, Casaroli M, Di Chiara A, De Biasi F, Feruglio GA, Touboul PJ : Prevalence and determinants of carotid atherosclerosis in a general population. *Stroke* 1992, 23 : 1705-1711.

11) Mannami T, Konishi M, Baba S, Nishi N, Terao A : Prevalence of asymptomatic carotid atherosclerotic lesions detected by high-resolution ultrasonography and its relation to cardiovascular risk factors in the general population of a Japanese city : the Suita study. *Stroke* 1997, 28 : 518-525.

12) Handa N, Matsumoto M, Maeda H, Hougaku H, Itoh T, Okazaki Y, Kimura K, Kamada T : [An ultrasonic study of the relationship between extracranial carotid atherosclerosis and ischemic cerebrovascular disease in Japanese] . *Nihon Ronen Igakkai Zasshi* 1992, 29 : 742-747.

13) Kawamoto R, Tomita H, Ohtsuka N, Inoue A, Kamitani A : Metabolic Syndrome, Diabetes and Subclinical Atherosclerosis as Assessed by Carotid Intima-Media Thickness. *Journal of Atherosclerosis and Thrombosis* 2007, 14 : 78-85.

14) Yu H, Qi LT, Liu LS, Wang XY, Zhang Y, Huo Y, Luan QX : Association of Carotid Intima-media Thickness and Atherosclerotic Plaque with Periodontal Status. *J Dent Res* 2014, 93 : 744-751.

15) Ishizaka N, Ishizaka Y, Toda E, Koike K, Seki G, Nagai R, Yamakado M : Association between chronic kidney disease and carotid intima-media thickening in individuals with hypertension and impaired glucose metabolism. *Hypertens Res* 2007, 30 : 1035-1041.

16) Takayama S, Kawamoto R, Kusunoki T, Abe M, Onji M : Uric acid is an independent risk factor for carotid atherosclerosis in a Japanese elderly population without metabolic syndrome. *Cardiovasc Diabetol* 2012, 11 : 2.

17) Nadeem R, Harvey M, Singh M, Khan AA, Albustani M, Baessler A, Madbouly EM, Sajid H, Khan M, Navid N : Patients with Obstructive Sleep Apnea Display Increased Carotid Intima Media : A Meta-Analysis. *International Journal of Vascular Medicine* 2013, 2013 : 839582.

18) Pang Y, Sang Y, Ballew SH, Grams ME, Heiss G, Coresh J, Matsushita K : Carotid Intima-Media Thickness and Incident ESRD : The Atherosclerosis Risk in Communities (ARIC) Study. *Clin J Am Soc Nephrol* 2016, 11 : 1197-1205.

19) Willeit P, Tschiderer L, Allara E, Reuber K, Seekircher L, Gao L, Liao X, Lonn E, Gerstein HC, Yusuf S, et al : Carotid Intima-Media Thickness Progression as Surrogate Marker for Cardiovascular Risk : Meta-Analysis of 119 Clinical Trials Involving 100 667 Patients. *Circulation* 2020, 142 : 621-642.

20) Smilde TJ, van Wissen S, Wollersheim H, Trip MD, Kastelein JJ, Stalenhoef AF : Effect of aggressive versus conventional lipid lowering on atherosclerosis progression in familial hypercholesterolaemia (ASAP) : a prospective, randomised, double-blind trial. *Lancet* 2001, 357 : 577-581.

21) Pignoli P, Tremoli E, Poli A, Oreste P, Paoletti R : Intimal plus medial thickness of the arterial wall : a direct measurement with ultrasound imaging. *Circulation* 1986, 74 : 1399-

1406.

22) Kawamoto R, Abe M : [Risk factors related to the wall thickness of the common carotid artery in elderly patients]. *Nihon Ronen Igakkai Zasshi* 1996, 33 : 835-839.

[川本龍一]

血糖や新型コロナウイルスの検査を含めた情報連携システム

はじめに

　臨床検査の情報を Information and Communication Technology（ICT）を用いて地域連携に活用する時代に入っている。先進事例を紹介する。

【事例】

　自己血糖測定器では NFC 経由で，テルモ社のメディセーフ®やライフスキャン社のワンタッチベリオ®は Bluetooth 経由で，それぞれスマートフォンとアプリケーションを経由して測定した血糖値を ICT 情報連携システム「とねっと」に取り込んで活用している。

1.とねっとの概要

　平成21年度，埼玉県利根保健医療圏は，全国的にも最低水準の人口10万人対の医師数などを背景に，地域医療再生計画（埼玉県・厚労省）の対象地域の一つに選定され，我々が知る限り全国で最初の二次医療圏単位での地域EHR（Electronic health record）構築へ向けた検討が始まった。同計画に基づき二次医療圏内の群市医師会や基幹病院，保健所，7市2町の行政機関による協議会が招聘され，この中で筆者は事務局を担当させていただいている。その後，平成30年度からは，歯科医師会や薬剤師会も協議会へ参加している。

　平成24年4月，地域医療ICTネットワークシステム「とねっと」の稼働を開始し，令和3年8月現在，157施設の臨床検査センターを含む保健医療機関と，約3.5万人を超える二次医療圏内外の住民がとねっとに加入登録している。

　平成30年度のシステム更新により運用が開始された新しいとねっとでは，とねっと健康記録（PHR：Personal health record）を機能強化し，EHR（とねっと）から物理的に切り離した上で相互運用性を確保している（図1）。これにより，とねっと健康記録は健康情報だけでなく，個人の生活や医療，介護，福祉の情報を記録したり，他の有料サービスを活用したりと，これまで以上にユーザーである住民による活用の幅が広がることとなった。とねっと事務局の集計では，健康記録の利用者は，17,742人（令和3年9月末時点）で，令和3年4〜

9月のアクセス数は延べ4,819件（月平均803件）であった[1]。こうした統合的なシステムの運用は，我々が知る限り全国で最初の取り組みである。

新しいとねっと健康記録には1）マイカルテ，2）ライフログ，3）登録情報の3つの機能が実装されている。

1）マイカルテでは，調剤情報や救急情報，健診レベルの検査結果項目などを参照することも可能であるほか，電子版お薬手帳や電子版地域連携パスとして活用することができる（図2）。

2）ライフログ機能では，日常生活上の変化などを文章や写真で日記として記録することができる。さらに，マイカルテ機能を活用すれば，日々測定する血圧や体重，血糖値，歩数，あるいは食事記録（写真）などを格納し，診察の際に医師と共有して診療に活用することもできる。血圧や体重など健康データの項目ごとに公開設定も可能であり，きめ細かいセキュリティ環境を実現している（図3）。これらの健康データはNFCを採用したスマートフォンや

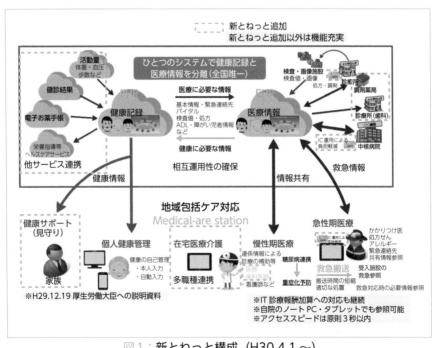

図1：新とねっと構成（H30.4.1 〜）

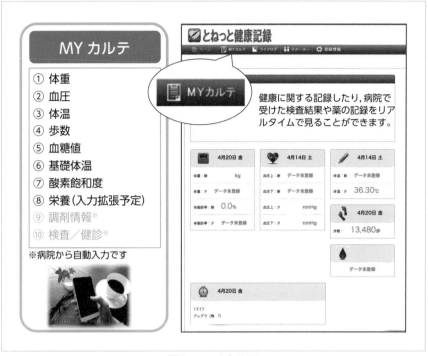

図2：**マイカルテ**

血圧計などから自動入力することもできるようになった（図4）。

3)登録情報機能とはいわゆるサマリー機能であり，医療や介護，福祉などあらゆる情報を記録して保存することができる（図5）。例えば，作成したadvance care planning（ACP）を保存することで，人生最終段階における医療の参考としたり，ケアマネジャーなど介護側の情報を記録しておくことで，病気の発症時に医療機関との円滑な入退院支援にも活用することも可能である。また，当初から災害時システムとして運用が想定されている。

2.問題解決のためのICTソリューションとしてのとねっと

とねっとは救急システムを実装しており，医療圏内で稼働しているすべての救急車にタブレット端末を配置，平成26年4月からは埼玉県の救急情報システムと相互接続も実現している。

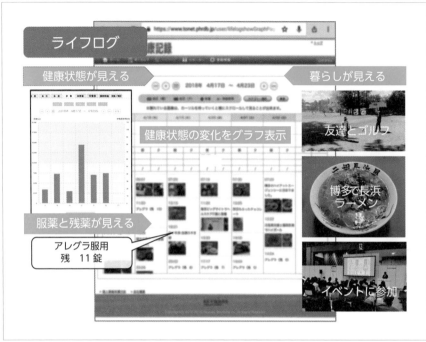

図3：ライフログ

　これにより医療機関の受け入れ状況と，詳細な患者情報の双方を活用し，救急搬送がさらに迅速化されることが期待されている。令和2年度のとねっと事務局による集計では，二次医療圏内の救急搬送のうち2,999件がとねっとを活用して搬送されていた。さらにとねっと加入者が救急搬送された際，とねっと内の情報を搬送に活用した事例の割合は8割を超えていた。過去に行われた調査では，とねっと参加者は非参加者と比べて，市町村を越えた広域での救急搬送時間が平均1分の短縮を示したことが報告されている。

　とねっとを活用した専門職や住民の社会問題解決へ向けた取り組みが活発に行われてきた。平成25年，東日本大震災や原発被害の影響等により，福島県，岩手県および宮城県等から避難し，圏域内の市町の元に居住し，何らかの事情により住所を避難前の住所地に残している方を対象に，とねっとへの参加を無料で認める住所地特例を施行した。現在は圏域外や埼玉県外で暮らす人々もとねっとへの参加を認められているが，加入は有料となっている。

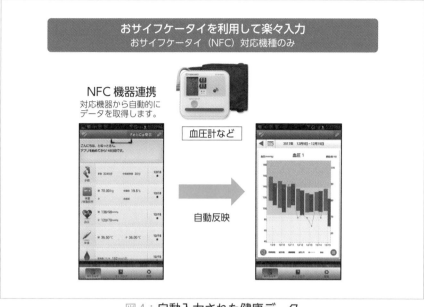

図4：自動入力された健康データ

　久喜市に所在する済生会栗橋病院では，同院を中心とした小児救急の地域連携を推進する研究会SQO（救おう）において，医師や救急隊が中心となり小児アレルギー対策として普及させようという取り組みが行われている。また，幸手市の複数の幼稚園や保育園では，小児アレルギーをもった園児の救急時の対策として，とねっとを積極的に活用している。

　地域のさまざまな健康増進に関わる人たちにも，とねっとの活用が広がってきている。杉戸町のNPO法人すぎとSOHOクラブでは，とねっと健康記録の使い方を学ぶ高齢者向けのセミナーを開催し，市民の健康意識の向上とITリテラシーの向上を目指す取り組みを行っている。現在，事務局でもYouTubeをはじめとするインターネット上の無料動画共有サイトでも操作方法などを作成，公開している。

　幸手市にある高齢者の居場所作りを目的として活動を続けているコミュニティカフェでは，ITが苦手な高齢者のために，とねっとの活用を支援する見守りサービスの提供を始めている。その他，認知症徘徊問題，薬局によるポリ

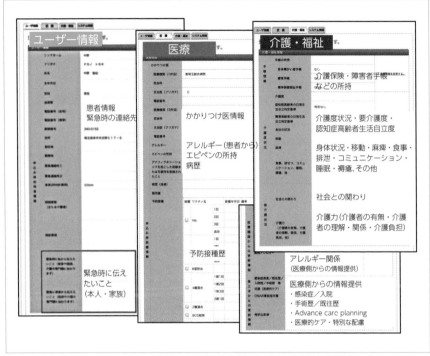

図5：あらゆる情報を記録・保存できる登録情報機能

ファーマシー問題解決などに，とねっとの多様な機能を活用する取り組みが広がっている。

　最後に，とねっとを日頃の診療に活用している幸手市民から寄せられた手紙を原文のまま紹介したい。「新とねっとになって健康記録を利用してみて，とても身近に感じられるようになりました。血圧や体温等を日々登録しておく事で，診察の際に普段の生活の変化を医師や看護師に伝えやすいと感じています。従来の仕組みに加え，歯科の情報や薬局とも連携されることで，より一層安心な医療サービスを受けることが出来るように思います。また今後は，医療と介護の両方が必要になっていく時にも，より良いサービスを受けるには，とねっとが活用されるのではないかと期待しています。自分の記憶には限界があり，曖昧な情報を伝えるよりもデータとして共用できれば安心です。体験談ですが，数年前に救急隊にお世話になりましたが既往歴や服薬等を口頭で伝えるのが難

しかったことを覚えています。まずは，身近な人に『とねっと』でどんな事ができるのかを伝え，それが安心安全に繋がればと感じております。」

3.地域包括ケアにおける活用

(1) 在宅医療や多職種協働における活用

　近年，在宅医療や医療介護連携，そして多職種協働のための完全非公開型医療介護専用SNSであるMCS（Medical Care Station）との併用が広がっている。患者によって多様な医療介護機関に所属する専門職が個別のチームを作る在宅医療や介護には，こうしたICTを活用したコミュニケーションツールが必要不可欠である。埼玉県では平成27年度より実施された在宅医療提供体制充実支援事業において，埼玉県と埼玉県医師会との連携によりMCSを共通ツールとして採用されたため，さらに普及が進んだ。

　一般にEHRは医療機関へ通院している患者のみを対象としていることが少なくない。しかし，とねっとは高齢者や既に医療機関に通院する患者だけでなく，全住民の生涯にわたる情報共有が可能という特徴を有する。現在，前述のようにとねっとはMCSとシステム的に統合されている。地域，外来，病棟，そして在宅医療などがシームレスに結ばれることは，生涯を支援する地域包括ケアの時代において大きな意義をもつものと考えられる。

　とねっと健康記録は，インターネット経由で安全にアクセスすることができるため，県外や海外でもスマートフォンやPC等から，いつでも参照することが可能である。これまでに遠方で暮らす若い世代のご家族が，とねっと健康記録を活用して，利根保健医療圏内で暮らすご両親の病院への定期受診や処方内容，健康状態などを確認しているという事例も報告されている。

　例えば，介護支援専門員や調剤薬局の薬剤師などが，患者とともに，とねっと健康記録を活用して，情報を共有しながら服薬指導を行うという事例も報告されている。また，医療機関での検査結果や薬に関する情報を定期的に入手することが難しいと感じている介護支援専門員は，患者とともに，とねっと健康記録を活用して参照するという動きが広がり始めている。

(2) 入退院支援における活用

　入院は人生の中で有数の危機の一つである。入院によってその人の暮らし

が分断され，全く異なるものになる危険があり，特に障害を負った人たちや，継続的な療養やリハビリが必要な人たち，高齢者等において顕著だ。医療従事者は健康や治療を優先するがあまり，こうした生活の分断や暮らしの再建を後回しにしがちだ。「とりあえず退院」「退院後は関知しない」「こんな状態では家には帰れない」などの声はしばしば医療機関において散見される。一方で，ケアマネジャーをはじめとする介護従事者らはこれらを相補的に補うパートナーではあるが，退院後の医療的ケアや注意点などに関する対話や申し送りが十分に行われなければ，生活が破綻したり，再入院の危険性を高めることに繋がってしまう。その人の暮らしが全く違うものに変わってしまわないように，退院後は速やかにその人の暮らしを再建していくためには，医療と介護が互いに協力することが必要不可欠だろう。

　これらを背景に，全国で入退院支援に関する地域ルールを策定する動きが広がってきている。多くは市区町村レベルで会議を設置し，医療機関などから代表を招聘して意見交換を行い，ルールを策定する。そして，そのルールを各医療機関に持ち帰り普及を行う。

　しかし，このような方法によって成功している地域もあれば，ルールを策定すること自体が目的となってしまい，その後，ほとんど利用されていない事例も少なくない。また，ルールを普及させる担当者が現場で抱え込んでしまっている事例もある。これらは，地域包括ケアシステムとして，いかに現場を支援するか，という視点が重要と考えられる。すなわち，ルール策定や各医療機関にルールを押し付けるのではなく，現場で入退院支援の質向上に取り組んでいる看護師やケアマネジャーなどの担当者にとって後押しになるような支援か否かが重要であろう。そして，これらは策定して事業終了ではなく，担当者とともに策定したり，普及に努めたり，年度ごとに段階的にエチケットの質を引き上げていくことが肝要であり，筆者が診療に従事している幸手市と杉戸町では，入退院の際の留意点を地域で活躍する多職種を集めて話し合い，それらを取りまとめた。入退院支援エチケットと呼んでいるこれらの地域ルールは，年度ごとにアンケート調査により各医療介護施設の実行度を調査し，年度ごとにその基準を引き上げていく中で質改善をはかる取り組みである。

　令和2年度に運用を開始した当地域の入退院支援エチケットを図6に示

いざという時に備えて用意しましたか？
入退院時の安心セット

※準備ができているかを確認して☑を入れましょう。

☐ **1. とねっとカード**

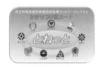

※普段はお財布など，常に持ち歩くところに入れておきましょう。これがないと，救急の際に受診・搬送先の病院にスムースに受け入れてもらえなかったり，あなたの普段の治療内容がわからなくなる可能性があります。

☐ **2. ケアマネジャーとかかりつけ薬剤師の名刺**
（または名前と連絡先）

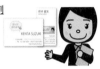

※これがないと，あなたが退院する際に問題が生じる可能性があります。

☐ **3. お薬手帳**

※かかりつけ薬局名は記載されていますか？普段から確認しておきましょう。これがないと，あなたの飲んでいる薬について，薬剤師さんとお話ができません。

☐ **4. 健康保険証と介護保険証**

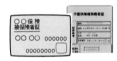

＜地域のみんなからのお願いです＞
幸手市介護福祉課・杉戸町高齢福祉課・北葛北部医師会（幸手・杉戸），在宅医療連携拠点，歯科医師会（幸手・杉戸），薬剤師会（幸手・杉戸），埼玉県栄養士会，歯科在宅医療連携拠点，訪問看護ステーション，介護支援専門員連絡協議会（幸手市），社会福祉協議会（幸手・杉戸），民生委員（幸手・杉戸），行政（幸手・杉戸），地域包括支援センター（幸手東・幸手西・すぎと・良宝園），認知症初期集中支援チーム

図6：入退院支援エチケット

す。最低限守るべき1）〜3）のエチケットを示し，その上で4）運用がうまくできなかったり，コンフリクトなどが生じた時は事務局である医師会の地域包括ケアの拠点に連絡して調整を行うことにしている。この入退院支援エチケットでは，ケアマネジャーに対して日頃から「入退院時安心セット」の説明を求めているが，この中に，とねっとカード（とねっとへの加入を含む）

も含まれている。救急の事態が発生した場合，搬送先の選定は救急隊に委ねられているため，基本的にどこの医療機関に搬送されるかは不明である。しかし，当医療圏内の救急医療機関は大部分がとねっとに加入しているとねっと参加医療機関である。したがって，救急搬送や入院時はとねっとのカードを持参することで，どこに搬送されたとしても医療や介護の連続性を保つことができる。

令和2年度におけるアンケート調査では，80名の入退院支援担当看護師や居宅や施設のケアマネジャーから返信があり，「必ず説明していた（42.6%）」または「だいたい説明していた（32.8%）」とそれぞれ回答している。

今回の令和2年度調査では，地域のすべての入退院支援に従事する専門職が参加したわけではなく選択バイアスを除外できない。しかし，当該地域にとって初めての医療介護協働によるとねっと普及の取り組みとなった。こうした取り組みも，とねっとが在宅医療介護や病院など入院医療機関をシームレスに繋ぎ，また多職種協働も支援しているからと考えられる。今後も継続して，入退院支援の質向上をはかりたい。

4. 新型コロナウイルス感染症対策における活用

（1）ワクチン接種後の安全対策における活用

新型コロナウイルスに対するワクチン接種が開始された令和3年5月頃から，行政と医師会との間で，いかに安全に効率的に多くの市民にワクチンを接種するかに関して協議が繰り返された。当時，ワクチンの副反応などに関する情報は得ていたが，特に，医療的な設備を持たない市の公共施設での安全対策をどうするかが課題となった。

そこで白羽の矢がたったのがとねっとの活用だった。とねっとに参加する加須市，幸手市，杉戸町では，ワクチン接種の市民への周知とともに，接種会場にはとねっとカードを持参するようにホームページ等で呼びかけた。アナフィラキシーショックなど重篤な副反応が出現した際には，とねっとを使って安全かつ迅速に患者の情報を把握したり，救急医療機関へ搬送するという対策だった（図1）。このうち加須市では医師の指示に基づきワクチン接種会場で過去のアレルギーや既往症の確認に活用された。これにより行政と医師会は，ワクチン接種の際の安全性の確保に関して費用をかけることな

く説明責任を果たすことができた。加須市の接種会場における救急隊との搬送シミュレーション訓練の様子と,幸手市と杉戸町のホームページを示す(図7,図8)。

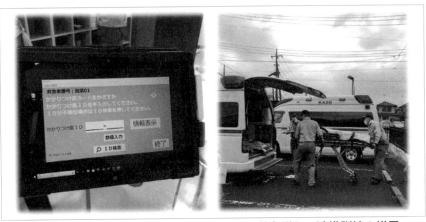

図7：ワクチン集団接種時にとねっとを活用した救急隊との連携訓練の様子 (加須市)

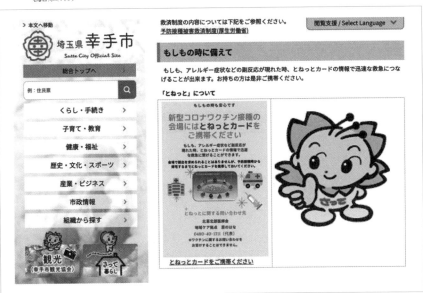

図8：幸手市と杉戸町のホームページ

救急搬送のシミュレーション訓練に参加したとねっと事務局担当者は以下のように述べている。新型コロナウイルス接種時に必要であれば，病歴や処方歴およびアレルギー等をとねっとを介して確認する。また，副反応等で搬送が必要となった際には，緊急連絡先へ連絡するとともに，救急搬送にも活用される。国難の中，これまでにない情報の活用を，自治体が積極的に進めることは，われわれが知る限り全国的にも先進的な取り組みといえる。

(2) 新型コロナウイルス感染症拡大時の救急・医療機関連携における活用

　令和2年以降のコロナ禍を通じて，医療機関同士の画像や検査結果の情報連携の重要性は高まったと言えるだろう。実際，当院で診断された重度な新型コロナウイルス感染者を専門病院に搬送する際，あるいは，治療が終了し再び当院へ逆紹介される際には，CTを含むあらゆる画像検査と治療経過，そして治療方法を共有することができた。これらは単に治療の連続性を保つだけでなく，経験に乏しい新興感染症に関する治療経験やノウハウの共有という意味でも有益と考えられた。その際，普段，とねっとの使用経験の乏しいコロナ治療病院において，紐付け作業が行われずに逆紹介されて，後日，あらためて紐付け登録の要請を行ったケースもあった。今後，とねっとの活用経験やシミュレーション訓練を行うことも今後の災害対策のためには肝要と考えられた。

(3) 新型コロナウイルス感染症拡大時の在宅療養支援での活用

　いわゆる第5波を迎えた令和3年8月，感染力の強いデルタ株により，新規感染者数がわずか数日間でステージ2からステージ4となり，感染拡大のスピード，規模ともにこれまで経験したことのないものとなった。当時，幸手市と杉戸町には公的なPCRセンターがなく，市内に設置されたPCRセンターは2市町の郡市医師会である北葛北部医師会立のものであった。さらにセンターは医師会員の有志により運営されており，参加していない会員の患者は基本的にPCRセンターを利用できない状況があった。センターに参加した医師らは市町からの支援を得られない状況であったため患者の受け入れには限界があり，参加する医療機関で指示されるまで，原則，センターの所在等の詳細は非公開とされてきた。

　PCR検査を実施できる件数は医療機関ごとで異なり，多くは1日に数件程度しか実施できなかったため，人数の多い大規模なクラスターに対応することは困難な状況だった。

　感染防御の視点から，自院でのPCR検査をかかりつけ患者に制限することを迫られた発熱外来を行っている医療機関も少なくなく，かかりつけ医がいない市民は医療機関への受診が困難で，保健所の支援も受けることが難しかった。都内など他地域の医療機関に入院中にPCRが陽性となったことで，早期に退院を強いられ，帰宅後に医療機関との繋がり自体を失って孤立していた事例も報告された。

　これらの複雑な状況を背景に，市民はどこの医療機関に受診すれば良いのかもわからないため，PCR検査，診断，届出と進むことができず，保健所による公的な支援に繋げることが困難だった。そのため，市内には自宅療養のための簡単な説明でさえ受けることができず，不安からパニックに至り，行政と医師会が運営する総合相談窓口に連絡してくる市民が散見された。

　この総合相談窓口は地域包括ケアの窓口として設置されているもので，地域包括支援センターや社会福祉協議会，地域ケア拠点菜のはな，子育て総合窓口などの協働によって運営されている。この窓口では年齢や問題の種類に関わらず，あらゆる相談を総合的に受けている。また，当地域の地域包括ケアシステムは，住民主体の生活モデルに基づく地域包括ケアシステムとして知られており，平時から地域のあらゆるコミュニティや支援者と呼ばれる人たちときめ細かなネットワークを構築している。

　北葛北部医師会では，忙殺されていた保健所の支援が行き届かないことで不安を抱えながら自宅療養されている軽症患者を対象として，とねっとを用いた支援について検討を始めた。図9および図10に今回，実際に活用されたとねっとによる在宅療養者支援の概要を示す。

　前述のように，かねてからとねっとは，災害時の支援を想定して構築されてきた。しかし，これらの想定は行政職員や専門職による避難所での支援というものだった。したがって，自宅にいる住民を遠隔で支援するコロナ禍の状況に対応するにはいくつかの課題を解決する必要があった。

　すなわち，主な課題を以下に示す。1）支援が必要な住民がとねっとに未加入であった場合，ただちに支援を開始することができないという課題，2）

支援の際に必要なスマートフォンアプリ（とねっと健康記録とMCS）や，それらを説明するための動画（YouTube）が，複数のサイトに散在していたため，初めてとねっとを使う市民には煩雑でわかりづらいという課題であった。

　まず，1）の課題に関して，通常，市民がとねっとに参加を希望する場合，保健センターなどの行政窓口や市内の郵便局などにおいてあるとねっと参加申し込み書に記入を行い，郵送してから約2週間後にとねっとのシステムIDが記されたカードが郵送されて初めてとねっとを使うことができる。しかし，こうした煩雑な手続きでは迅速な支援を行うことができない。

　そこで，とねっと事務局とともに改善へ向けた協議を行った結果，著者が室長を務める地域ケア拠点菜のはなを経由した場合，今回のコロナ禍では電話によるとねっとIDの迅速な発行を実現してくれた。これで在宅療養中の

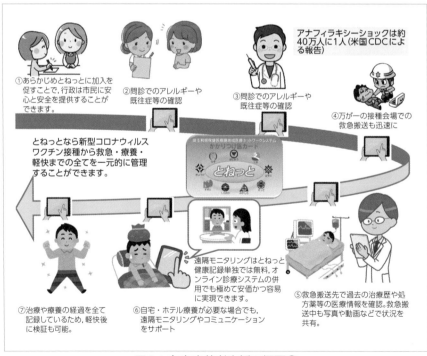

図9：在宅療養者支援の概要①

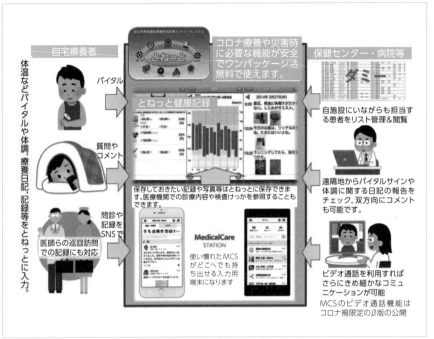

図10： **在宅療養者支援の概要②**

患者に速やかに支援に入ることができるようになった。

　次に2）の課題について，支援に必要な情報やアプリなどのツールをどこかに集約して市民に伝える方法を検討した。令和3年7月から8月にかけて認められた第5波は，過去のものと比較して行動範囲の広い20歳代以下の感染が半数を占め，「家庭」や「職場」での感染が多く，これまで感染者数が比較的少なかった幸手市や杉戸町においても市中で感染者が増加した。幸手市や杉戸町と同じ埼玉県東部の中核市に越谷市がある。同市の年代別，新型コロナウイルス感染症の発生動向を示す（図11）。令和3年8月15日時点において，第5波によると思われる7月から8月上旬にかけての感染者では，以前と比べて50歳代までの若い世代がより多く占めていることがわかる。

　2021年の一般向けモバイル動向調査結果から，10代から50代までの幅広い層において，ソーシャルネットワークサービスであるLINEが最も普及していることが知られている[2]。LINEによるサービスの中にLINE公式アカウ

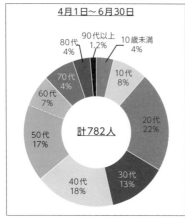
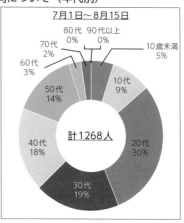

越谷市内新型コロナウイルス感染症

令和3年8月15日時点

4月～8月の発生動向について（年代別）

4月1日～6月30日

80代 4% / 90代以上 1.2% / 10歳未満 4%
70代 4%
60代 7%
50代 17%
40代 18%
30代 13%
20代 22%
10代 8%

計782人

7月1日～8月15日

80代 0% / 90代以上 0%
70代 2% / 10歳未満 5%
60代 3%
50代 14%
40代 18%
30代 19%
20代 30%
10代 9%

計1268人

越谷市役所保健医療部より提供

図11：越谷市内新型コロナウイルス感染症の発生動向

ントというビジネス用アカウントがある。個人用のLINEと同様にチャット
や通話機能を使えるほか，メッセージのプッシュ通知やAIによる自動メッ
セージ機能などが使用できる。今回，特に注目したのはリッチメニューとい
う機能であり，LINEのタイムライン上にわかりやすいメニューを簡単に作
ることができる。これまで複数のサイトに散在していた情報やアプリなどを
このリッチメニューに集約することにした。

　図12に菜のはな公式LINEのリッチメニューの画面キャプチャーを示す。
リッチメニューには，スマートフォンから相談できる機能や，コロナ禍で需
要が増えている在宅医療や介護の資源マップ，さらには当該地域の最新のコ
ロナ情報のリンク集などに加え，とねっとやMCSのアプリに関する説明や
ダウンロードサイトへのリンク，そして，在宅療養中の患者への療養に関す
る説明動画などを配置した。また，スマートフォンによる相談画面には，菜
のはなによる総合相談やコロナ療養相談に加え，埼玉県による救急AI相談
や救急電話相談のリンクも統合し，アプリ内で必要な支援が完結できるデザ

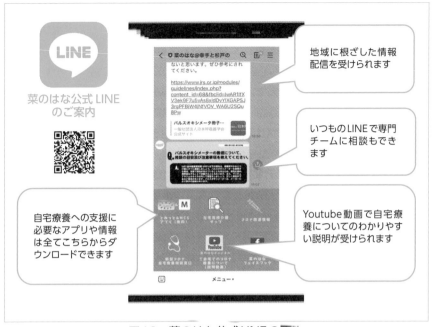

図12：菜のはな公式LINEの画面

インを目指した。もちろん，これらの機能は新型コロナウイルスに関する相談に限定したものではなく，これまでの総合相談窓口としての機能を踏襲している。ICTを活用すれば遠隔地から通いながら介護を行う市民の家族への支援としても活用できる。

おわりに

とねっとは地域に根ざしたEHRであり，市民や専門職が主体的に問題解決を行う際に簡便に利用できるICTソリューションでもある。前回のシステム更新時から災害時の運用を想定して設計された。今回，10年以上の稼働実績のあるとねっとを，コロナ禍における情報連携システムとし安定的に稼働させることができた。

地域包括ケアでは，在宅チームのコミュニケーションツールとして多職種協働を支えた。また，入退院支援を通じて，入院に伴う生活の分断を防ぐことに貢献した。さらに，患者だけでなく家族による介護負担を多職種によるチームによっ

て軽減することにも繋がることが示唆された。今後は遠隔地から当地域で暮らす家族を介護するケアラーへの支援ツールとしても活用が広げられる可能性も考えられた。

　コロナ禍における活用では，包括的な運用のためにはEHRだけでなく，PHRやSNS，さらにはテレビ会議システムが必要であることがあらためて実証された。これらのシステムは平時より災害時の運用を想定した包括的な設計とシュミレーション訓練を積み重ねて，使用に習熟しておくことが肝要と考えられた。また，在宅療養者等のとねっとを実際に使用する際には，アプリケーションの検索やダウンロード，セットアップなど煩雑な作業が求められた。したがって，インターネット上にあらゆる関連する情報やアプリなどが公開されていること，さらにはセットアップからアプリケーションの操作など，丁寧な説明が必要となることが想定される。これらが1カ所に集約され，必要な時に速やかに使用できるように準備しておくことが肝要と考えられる。

参考
1）厚労省ホームページ，平成21年度補正予算による地域医療再生基金「埼玉県地域医療再生計画作成に当たっての基本的な考え方」，平成21年公表，https://www.mhlw.go.jp/stf/seisakunitsuite/bunya/0000094840.html
2）埼玉利根保健医療圏地域医療推進協議会「とねっとの効果と評価～とねっと健康記録の活用」，（http://www.saitama-tonet.jp/evaluation.html），2021年
3）モバイル社会研究所「2021一般向けモバイル動向調査」，公表日2021年5月20日，https://www.moba-ken.jp/project/others/sns20210520.html，閲覧日2021年8月23日

【中野智紀】

6 ICTを伴う臨床検査の活用

はじめに

　Information and Communiation Technology（ICT）の普及は目覚ましい。在宅医療における診断や治療に，ICTツールが導入されはじめている[1]。ここでは，そのICTツールを活用した，在宅医療での臨床検査の実践に関して事例を挙げて解説する。

【事例1】

　76歳，男性のAさん。高血圧症，脂質異常症，耐糖能障害，末梢動脈疾患，脳梗塞（片麻痺）で，自宅療養している。ある朝，「Aさんが胸部不快感を覚えた」とのことで，家人から主担当医に電話があった。主担当医は速やかに自宅を訪問して診察を行った。意識は清明，顔色は良好，眼球結膜に貧血所見はなく，嚥下に障害なく，四肢浮腫や心胸部雑音などは認められなかった。神経学的所見に著変もなかった。体温は36.4℃，血圧は126/64mmHg，心拍数は60回／分，バイタルサインの異常もみられなかった。胸部不快感は軽度で，徐々に治まってきているようだともいう。

　主担当医は，様子をみることもあり得ると思ったが，動脈硬化リスクの存在を考慮して心電図検査を実施した。心筋梗塞を示唆するようなST上昇が疑われた。しかし，その上昇はわずかで，救急搬送する以上は慎重な判断を要すると思われた。そこで，クラウド型の心電図システムを活用し，Aさんの過去の心電図波形と比較した。過去のST波形と異なり，今回の波形ではSTの上昇があると判断した。Aさんと家人に同所見を示して説明するとともに，救急連携病院に所見を提示した上で搬送することになった。

解説：

　クラウド型の心電図システムでは，過去に実施した心電図検査所見をまとめて一元管理できる。在宅医療の現場で実施した同検査の波形のみならず，病院や診療所での同検査所見を取り込める。そして，在宅医療の現場で，モバイルPCやタブレットの画面で過去から現在までの結果を連続して閲覧できる。こ

のようなICTツールの登場は、従来の紙ベースでの心電図検査記録の保管と活用を一変させている。表示方法として、12誘導心電図波形（現在と過去）を左右に並べたり、波形を重ね合わせたりできる（図1）。過去の複数回分の波形を時系列に表示することも可能である。

急性心筋梗塞では早期対応が重要である。事例1では、本システムによる波形の比較表示機能を利用し、わずかなST変化が捉えられ、急性心筋梗塞の初期診断を補助した。診断になお迷うような際には、POCTとして微量全血による心筋マーカー（トロポニン）を追加する手もあったであろう。

本システムは、心筋梗塞の診療以外にも、不整脈の診療、例えば抗不整脈薬の薬効の判断のような場合に役立つことも知られている。現在、このようなクラウド方式の心電図検査ツールの活用について、在宅医療における心胸部疾患の即時判断支援の経験が集積されつつある。

【事例2】

80歳、男性のBさん。糖尿病、糖尿病網膜症、腎機能障害、慢性心不全（軽度）、変形性膝関節症、腰痛症、リウマチ性多発筋痛症で自宅療養している。小〜中等量のステロイドを服用している。HbA1cは7〜8％前後で推移してい

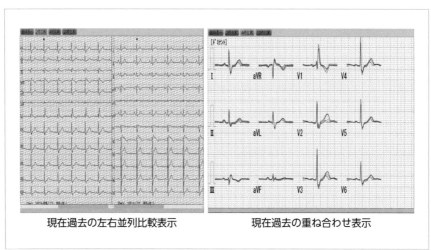

現在過去の左右並列比較表示　　　現在過去の重ね合わせ表示

図1：クラウド型心電図システムでの心電図波形の比較

（例：フクダ電子株式会社）

た。ある暑い夏の日に，訪問看護師から，主担当医に「この3〜4カ月，いつになく随時血糖（POCT）が高い」との電話があった。HbA1cを測定してみたところ，10%を超えていた。

　主担当医の頭には悪性腫瘍の発生の可能性がまず浮かんだ。しかし一方で，血糖コントロールの悪化前後における生活面の変化を確認してみる必要があるとも思った。もともとBさんは，家人とともに，平素の血圧値，血糖値，体重，食事回数（飲水量），睡眠時間，排尿・排便の有無，服薬の有無，生活上の特記事項について可能な限りで記録する習慣を持っていた。以前は，紙ベースの手帳やノートを活用してきたが，2年前からスマートフォン／PC／タブレット連動式のpersonal health record（PHRと略）に移行して記録していた[2]。訪問介護士もこうした情報を参考にしながらケアにあたっていた。主担当医は，Bさんや家人に生活面の変化について問うたが，特に変わった様子はないとの返事であった。他方，同様に問われた訪問介護士が，血糖の上昇時期に呼応して，生活上の特記事項欄に'アイス'と時々記載されていることに気づいた。実は，夏場になって（脱水予防として）アイスクリームを毎日食べているとのことであった。そこで，これを少量に控えたところ，血糖値は落ち着いてきた。

解説：

　診療情報に関するelectronic health record（EHRと略）は，医療機関（間）での活用が進みつつあるが，最近，PHRも医療現場に徐々に浸透してきている。一般に，PHRとは，個人の生活や健康に係る情報を記録して管理するデジタルシステムを指し，EMRとやや異なって，PHRは個人での活用に重きを置く向きにある。今日，PHRによる生活習慣や健康に関する情報と，各種の臨床検査値を含む診療情報との連結がなされるクラウド型ツールも登場している（図2）。

　在宅医療では，医学に偏重しない，生活面に配慮したケアの提供が，しばしば主眼となる。PHRの生活関連情報は，臨床検査データと組み合わせて，個々の患者の総合的な判断に寄与する。実際，事例2では，ご本人や家人があまり意識していない生活習慣に起因した血糖コントロールの悪化であった。今回は，どのような情報であっても記録するご本人と家人の習慣，生活習慣と血糖値を時系列で同時記録できるPHRツール，そして介護専門職の的確な眼力が相まっ

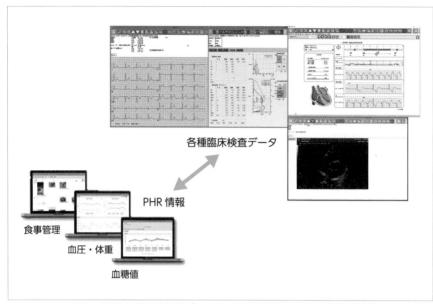

各種臨床検査データ

PHR 情報

食事管理

血圧・体重

血糖値

図2：各種の臨床検査データとPHR情報とを連結した画面

(例；株式会社Welby)

て対処できた。

　在宅医療でのPHRの効用は他にも知られている。PHRを活用すれば，家庭血圧，体重，一般臨床検査値の推移を訪問診療前に確認でき，訪問してから情報を整理する必要はなく，効率的な診療を行える[2]。その分，対話に時間を十分に充てられもする。なお，在宅医療との関連でオンライン診療の普及が取り沙汰されている。オンライン診療におけるPHR情報の補助的役割も検討されつつある。

おわりに

　在宅医療で臨床検査の実践が有用さを増すのに，ICTの存在は欠かせない。在宅医療の提供に，多職種連携はきわめて重要である。多職種が協働するのに，臨床検査値のような客観的な指標が必要になることがある。その際には，クローズドな情報伝達システムを用いて，多職種間で所見を共有し，コミュニケーションが図られる[3]。

　在宅医療におけるICTには課題もある。一般には，情報通信環境，セキュリティ，コストが挙げられる。わが国の情報通信環境の人口カバー率は98％程度であり[4]，携帯電話網を加えることでカバー率を高めるような工夫がなされる。インターネット接続ではなく閉域網のような高セキュリティシステムも，今後，推進されよう。コストに関しては，ICTツールの一層の普及，クラウド化による紙ベースでの管理や医療機関内データバックアップの手間の削減，また災害時対応や情報漏洩対策といった長所などの諸要件と照らし合わせての検討が進むと思われる。

■参考文献
1）臨床検査振興協議会（監）. 在宅医療における臨床検査. 小谷和彦（編）. じほう，東京，pp122-128, 2019.
2）比木武, 小谷和彦. 糖尿病ケアにおけるモバイルPHRの活用. 日本糖尿病情報学会誌, 17(1), 67-73, 2019.
3）小谷和彦. 在宅医療と臨床検査－在宅臨床検査学. 医学のあゆみ，276（12），1134-1135, 2021.
4）総合通信基盤局電波部移動通信課. 平成30年度携帯電話・全国BWAに係る電波の利用状況調査の調査結果及び評価結果の概要. 平成30年8月刊. https://www.soumu.go.jp/main_content/000572034.pdf（2021年8月12日アクセス可）.

［小谷和彦］

医療情報ネットワークを活用した診療

はじめに

在宅医療では多職種間での情報ネットワークが役立つ。

【事例1】

Aさん　60歳代男性　化学療法中

　近年優れた抗がん剤が開発され，これまで手術不能であっても予後が改善している。大腸がんによる腹膜炎のため在宅診療開始時は大量の腹水があり，このまま進行した場合は危険な状態であった。病院で化学療法が実施されている時期の在宅診療の目的は化学療法中の副作用対策や栄養管理目的である。幸い化学療法（FOLFOX Pmab療法[1]）が著効し，現在も治療継続中である。がん治療を行う病院で化学療法を受け，在宅診療で管理栄養士による栄養管理，薬剤性皮膚炎および口内炎のケア，食欲不振，下痢時には訪問看護師により点滴が実施されている。

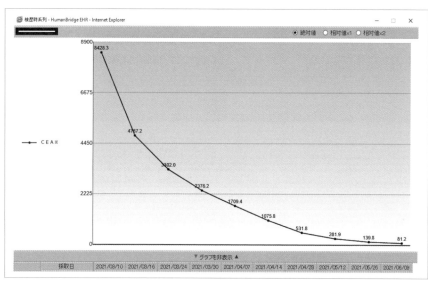

図1：まめネット「連携カルテ」CEAの推移

がん患者の病診連携において，「まめネット」の「連携カルテ」にて病院の腫瘍マーカーを閲覧するとCEA（図1）の値が著明に改善しているのがわかった。がん治療が実施されている病院のカルテ記載内容（SOAP）や血液検査，画像検査の情報を利用すると在宅での治療がスムーズに実施できる。

【事例2】

Bさん　80歳男性　CART　全身状態が悪化し予後が週単位と考えられる段階

　がん性腹膜炎で腹水が貯留すると患者は腹部膨満のため苦しくなる。腹水を穿刺排液するといったんは膨満感の症状は緩和される。しかし，単純に腹水を廃棄した場合，排液中にある大量のアルブミンが体内から喪失するため全身衰弱は著しい。そこで腹水中の不要な物質をろ過し濃縮した液体を点滴する腹水濾過濃縮再静注治療（Cell-free and Concentrated Ascites Reinfusion，以下CART）[2] は血中アルブミンの減少を抑えるために有効な治療法である。Bさん宅で採取した腹水を病院に搬入し，同院にてろ過濃縮し採取した液体を患者宅に持ち込み，日のうちに点滴静注する。採取した腹水をろ過濃縮した液（左の点滴（図2））を在宅にて点滴している様子である（患者Bの同意を得て掲載）。穿刺時に利用する腹部超音波検査機は，携帯しやすく，電源ボタンを押してか

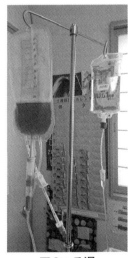

図2：ろ過
左：濃縮された腹水

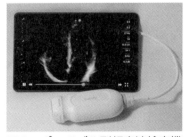

図3：ポータブル型超音波検査機

ら検査実施までの立ち上がりの速さと操作性に優れたポータブル機種がよい（図3）。

　このように在宅でCARTを実施するにあたり，臨床検査について医療機関やケアマネジャーとの情報交換が必要である。CART実施診療所と濃縮を実施する医療機関同士での血液および腹水の生化学データを「連携カルテ」で確認する。「在宅情報共有システム」で訪問看護師とケアマネジャーに実施日のタイムスケジュールを報告する。

CART前：腹水および血清生化学検査
CART前：腹水検査
　Na，Cl，Alb，TP，BIL／直，BIL／総，グルコース，カリウム，LD，エンドトキシン
CART前：血液検査
　Na，Cl，TG，カルシウム，HDL-コレステロール，BUN，カリウム，UA，Alb（BCP改良法・BCG法），γ-GT，クレアチニン，TP，BIL／直，BIL／総，Amy，LD，末梢血液像（自動機械法），ChE，ALP，ALT，AST，末梢血液一般検査，CK，グルコース，LDL-コレステロール，アンモニア，CRP
CART後：洗浄濃縮した腹水穿刺液レポート
　Na，Cl，Alb，カリウム，TP，グルコース

【事例3】

Cさん　60歳代男性　PCA

　膵臓がんの疼痛に対してPCA実施。

　PS[3]は3または4，PPI（Palliative Prognostic Index）[4]予後21日未満と判定された。回復の見込みが少なくなり，お別れの可能性があることを家族に伝え，終末の場をこの在宅か医療機関にするかの相談をしなければいけない時期である。強い疼痛に対して有効なのはPatient Controlled Analgesia（患者自己管理鎮痛法，以下PCA，図4）である。患者が「痛みでつらい」ときに自らボタンを押すと適量の医療用麻薬が注入される。PCAが在宅療養で使えることにより，痛みのコントロールのためだけで入院する機会は以前より減った。

　「在宅情報共有システム」で薬剤師，看護師，医師が連携をとり，痛みの評

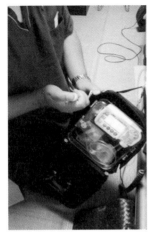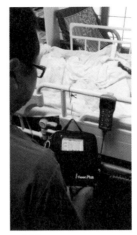

図4：PCAの実際

価はNRS（numerical rating scale）で痛みの強さの把握をする。訪問診療医と訪問看護師はケア後に，NRSとボーラスショットの利用状況と薬液の残量を「在宅情報共有システム」にアップし，現況を常に薬剤師に報告する。システム上で医師，看護師，薬剤師間で症例についての薬剤量や今後のケアについて討議される。

（1）地域医療情報ネットワーク

　在宅医療で用いられる医療ネットワーク化には「患者診療情報の連携システム」と「帳票類の効率化システム」との2種類のシステムがある。「患者診療情報の連携システム」はさらに「多施設カルテ統合開示システム」と「患者ごとの連絡システム」との2つのシステムに分けられる。「多施設カルテ統合開示システム」では各医療機関の「電子カルテ情報」が自動的に抽出され複数の医療機関の医療情報が統合され表示される。各医療機関での診療記載（SOAP），検査，処置，看護等の医療内容を閲覧者が直接閲覧するので医療の質と安全性の確保に役立つ。「患者ごとの連絡システム」は患者単位にシステムやWeb上にグループ掲示板が作成され，療養担当者が連絡事項を直接書き込むシステムである。従来，訪問診療の場において患者に関する各施設の情報を共有する現状の手段は患者宅の「訪問記録」や「連絡ノート」に手書きで記録し，各職種

の担当者が閲覧する方法があるが，その内容や状況を確認するためには患者宅の訪問が必要になる。また，担当者間の情報交換の場である担当者会議は重要であるが頻繁に開くことは困難なため，電話やFaxや個別に出向いて専門職との面会が必要になる。その代替手段である「患者ごとの連絡システム」は直接記載する必要があるものの治療・サービス提供者間全員で迅速かつ一斉に情報共有が可能となる。

「帳票類の効率化システム」は，一人の利用者に対して各施設から出される制度上必要な指示書，報告書等の作成管理から送付までを効率化する。医療保険制度では主治医から出された指示書をもとに医療サービスが実施され医師宛てに報告書が返却される。介護保険制度ではケアマネジャーから発せられたケアプランにより各サービスが実施されその報告書が返却される。市町村の介護保険担当課にも意見書，ケアプランが提出される。これらの書類は多くの場合紙媒体の郵送が主体である。これら作成が義務化されている指示書，ケアプラン，報告書の帳票類を「帳票類の効率化システム」で電子的な作成と送受信を行政単位で広域的にICTを用いれば，管理が正確，迅速となり，患者の医療，介護サービスの質とスピードの向上につながる。また，郵券代金が不要になれば低コストとなり利用する医療機関，介護保険サービス者数の増加が見込まれる。利用者の増加は二次的に「患者診療情報の連携システム」利用率の向上につながる。

事例にはこうしたICTによる情報共有が有用であった。この情報には臨床検査値も含まれる。

(2) 島根県の地域医療ICT

島根県では県下全域の医療機関をつなぐ医療情報ネットワーク「まめネット」が2013年に構築された。「まめネット」は患者の情報を医療・介護等で相互に共有し，連携するためのサービスである。利用者を図5に示す。「まめネット」は，島根県の「医療IT専門部会」と「医療連携IT推進にかかる協議会」で構築・運営協議が行われ，実働組織は「NPO法人しまね医療情報ネットワーク協会」である。

運用されているシステムは「基本アプリ」として「掲示板」，「紹介状」，「共有ファイル」，「連携アプリ」として「連携カルテ（施設カルテ統合開示システ

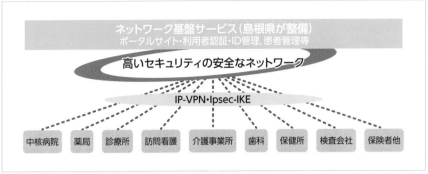

図5：まめネットの利用者

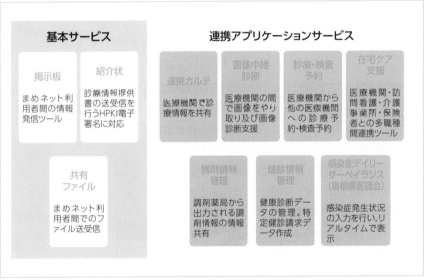

図6：運用されているサービス

ム）」，「画像中継診断」，「診療検査予約」，「在宅ケア支援（患者ごとの連絡システムおよび帳票類の効率化システム）」，「健診情報管理」，「感染症デイリーサーベイランス」である（図6）。

　現在，県内で33件の病院がネットワークに対して患者のカルテ情報を提供している。これは，県内の地域医療拠点病院（23病院）の91.4%，救急告示病

院の（25病院）約96.0％である。診療所でカルテ開示をしているのは112医療機関である。

　「まめネット」における「多施設カルテ開示統合システム」は「連携カルテ」（図7）と表記される。病院やクリニックの異なるメーカー製電子カルテを導入する医療機関同士では，情報の受け渡しがそのままでは不可能である。また個人情報が厳格に保護されなければならない。そこで「まめネット」では厚生労働省電子的診療情報交換推進事業（SS-MIX）[4]方式を用いる。例えば，Ａ病院の電子カルテの内容をSS-MIXで変換する。VPNにより暗号化して個人情報を守る。SS-MIX方式の情報を受け取ったＢ病院やＣ病院では，それぞれのシステムで患者の情報を閲覧することが可能となる。全国でも中核的な大病院が，関連病院や関連診療所を対象としてSS-MIXを用いた地域医療連携を実施しているが，「まめネット」は，島根県内で参加する医療機関が病院も診療所もすべて同じ画面上で利用できるシステムである。

　「患者ごとの連絡システム」は，「まめネット」では「在宅ケア支援」システムの「在宅情報共有システム」という。「在宅情報共有システム」はケアマネ

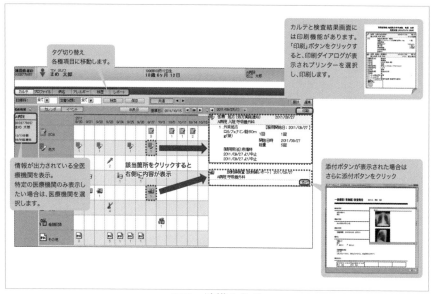

図7：連携カルテ

ジャーまたは医師が主導となって患者ごとにチームの職種（医師，看護師，療法士，薬剤師，ケアマネジャー，介護士など）の担当者を登録し，患者ごとにグループを作成しグループ内でのバイタルサインや患者情報の書込みを行い，情報共有を行うシステムである。

おわりに

「まめネット」のもとで在宅診療で用いられる臨床検査とデータの共有について示した。全国各地において医療ネットワークで訪問診療所や訪問看護ステーションにデータがリアルタイムでフルに活用できる日が訪れることを望む。

■参考文献

1) Douillard, J.Y., et al., Randomized, phase III trial of panitumumab with infusional fluorouracil, leucovorin, and oxaliplatin（FOLFOX4）versus FOLFOX4 alone as first-line treatment in patients with previously untreated metastatic colorectal cancer：the PRIME study. J Clin Oncol, 2010. 28（31）：p. 4697-705.
2) Inoue, N., et al., Treatment of intractable ascites by continuous reinfusion of the sterilized, cell-free and concentrated ascitic fluid. Trans Am Soc Artif Intern Organs, 1977. 23：p. 699-702.
3) 国立がん研究センター . Available from：https://ganjoho.jp/public/qa_links/dictionary/dic01/modal/Performance_Status.html.
4) Morita, T., et al., The Palliative Prognostic Index：a scoring system for survival prediction of terminally ill cancer patients. Support Care Cancer, 1999. 7（3）：p. 128-33.
5) Kimura, M., et al., SS-MIX：a ministry project to promote standardized healthcare information exchange. Methods Inf Med, 2011. 50（2）：p. 131-9.

［杉浦弘明］

8 Point-of-care超音波検査 (POCUS)

はじめに

　携帯型超音波装置の登場で，医療従事者がベッドサイドで行うpoint-of-care超音波検査（point-of-care ultrasound：POCUS）という概念が普及している[1]。検査室で行う超音波検査と同様，POCUSでも全身の臓器・部位が対象とされるが，呼吸の評価や排泄ケアなどで独自の活用法も見出されている。在宅医療でPOCUSの活用が注目され[2,3]，臨床検査技師や看護師らによる活用も増えつつある[4]。

【事例1】

患者：60歳代，男性

既往歴：脂質異常症で外来通院中

主訴：咳嗽

現病歴：新型コロナウイルス流行後は毎朝体温を測定することを習慣にしていた。3カ月前に新型コロナウイルスワクチン接種の2回目を終了した。ある朝，体温を測定したところ38℃だった。すぐに発熱外来を受診し検査を受けたところ，新型コロナウイルス抗原値が5,000pg/ml以上であった。解熱剤が処方され，保健所に届け出るので，自宅で連絡を待つよう指示された。その後保健所から電話があり，自宅療養するよう伝えられた。発症2日後に本人から咳嗽が出現したと電話があり，保健所の許可を得て往診した。

現症：体温37.2℃，酸素飽和度（SpO$_2$）97％で，胸部に異常な呼吸音を聴取しなかった。

画像所見：POCUSを実施したところ，右下側胸部（右後腋窩線上で乳頭の高さより足側）に限局して多発Bラインを認めた（図1）。

経過：POCUSで肺炎を考えたが，症状は咳嗽のみで呼吸困難はなく，SpO$_2$も97％であったため，引き続き慎重に自宅での観察を続けることにした。その後も咳嗽は続くものの発熱や呼吸困難はなく，SpO$_2$も96％以上であった。発症4日目の往診で実施したPOCUSでは，前回と同一部位でBラインの分布が広がることはなく，Bラインの数も減少していた（図2）。発症1カ月後

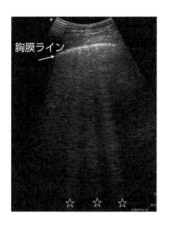

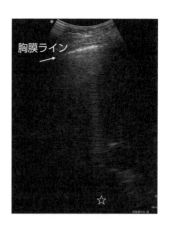

図1：発症2日目の肺超音波像
右下側胸部（右後腋窩線上で乳頭の高さより足側）で多発Bライン（☆）が観察された。

図2：発症4日目の肺超音波像
図1と同じ部位で，1本のBライン（☆）が観察された。

に外来受診した際には，症状として咳嗽と味覚障害が残っていたが，SpO_2は98％であった。胸部CTを撮影したところ，両肺胸膜下にすりガラス影と索状影があり（図3），器質化傾向のある新型コロナウイルス肺炎と診断された。

考察：POCUSでは肺は主要な項目に位置づけられ，急性期診療では気胸[5]，心原性肺水腫[6]の診断に積極的に利用されている。近年は肺炎の評価に注目が集まっており[7]，在宅患者の誤嚥性肺炎等にもPOCUSは役立てられる[2]。また新型コロナウイルス感染症による肺炎の診断において，POCUSの有用性が数多く報告されている[7,8]。在宅の新型コロナウイルス感染症患者の往診をする際にも，肺炎の有無や経過観察に携帯型装置によるPOCUSが役立つ。

　一般に肺炎の超音波診断では，主たる所見としてsonographic consolidationとBラインが用いられる。Sonographic consolidationとは肺内含気低下による異常所見の総称で，放射線科領域におけるconsolidationに相当し，胸膜直下が低輝度・充実臓器様像を呈する状態のことを指す。またその内部には気管支に相当する高輝度樹枝状構造を認めることが多い（図4）。

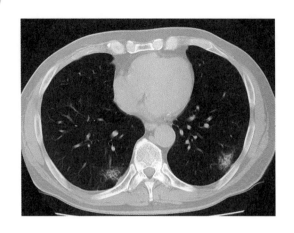

図3：発症1カ月後のCT像
両肺胸膜下にすりガラス影と索状影を認める。

なお，胸膜直下の肺がんもsonographic consolidationを示すので，鑑別疾患に入れておく必要があり，一連の臨床像の中で超音波所見を解釈する必要がある。

一方，Bラインは超音波のアーチファクトの一種で，胸膜部を起点に真っ直ぐ画面深部まで伸びる高輝度線状像を指す。Bラインは正常例でも散発的に観察されることがあるが，臓側胸膜直下に液体貯留や炎症性変化が生じると顕在化し，病的状態では一肋間，それに相当する範囲で3本以上のBライン（多発Bライン）が観察されることが多い。心原性肺水

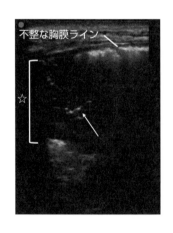

図4：肺炎球菌性肺炎の超音波像
Sonographic consolidation（☆）と内部に高輝度樹枝状構造（→）を認める。

腫や急性呼吸窮迫症候群，進行した間質性肺炎では，多発Bラインが両側胸部で広範に観察されるのに対し，細菌性肺炎では限局性に，もしくは

sonographic consolidationの周囲にBラインが観察されることが多い[6,7]。新型コロナウイルス感染症による肺炎では，広範あるいは限局性の多発Bライン，複数のBラインが癒合した所見を認める。また肺の含気が低下するにつれsonographic consolidationを認めるようになる[9]。

　肺炎の診断において，POCUSはX線より感度が高いことが複数の研究で明らかになっており[7]，病歴と身体所見に引き続きPOCUSで肺炎を診断するスタイルの普及が想定される。一方，手のひらサイズの携帯型超音波装置による肺炎診断については検討が始まったばかりであり[10,11]，在宅医療現場を中心にその有用性についての研究が望まれる。

【事例2】

患者：90歳代，女性

既往歴：大動脈弁置換術後で慢性心不全のため訪問診療中

主訴：食欲低下

現病歴：いつもより食欲が低下し倦怠感があるため，家族から往診の依頼があった。

現症：血圧140/60mmHg，脈拍75回／分，SpO$_2$ 97%
　胸部の聴診で異常を認めず，両下腿に浮腫を認めた。

画像所見：心臓のPOCUSでは左室は拡大し，ほとんど収縮していないように見えた（図5）。下大静脈は拡大し，呼吸性変動は消失していた（図6）。呼吸器では両側に胸水を認めた（図7）。腹部では異常を認めなかった。

血液・尿検査（往診から戻って検査，結果がでたのは1時間後）：
BUM 35.8mg/dl，Cre 1.56 mg/dl，尿酸8.5mg/dl，BNP 2,120pg/ml

経過：慢性心不全の急性増悪と腎不全と考えて利尿剤を追加し，経過観察

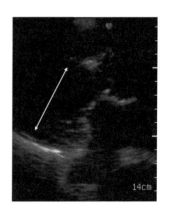

14cm

図5：**傍胸骨長軸像**
左室は拡大し（↔），収縮能は高度低下していた。

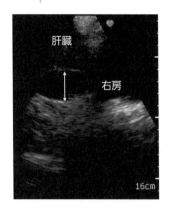
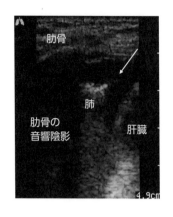

図6：**下大静脈長軸像**
下大静脈は拡大し（↔），呼吸性変動は消失していた。

図7：**右胸部の超音波像**
胸水を認める（→）。

の方針とした。しかし，食欲の改善は見られず，脱水が懸念されたため入院することになった。入院後の加療でも改善は見られなかった。

考察：心不全の増加は世界的な問題で，その爆発的な流行は「心不全パンデミック」と呼ばれている。日本でも高齢化に伴って心不全の増加が予想されており[12]，多くの心不全患者を在宅で診ていく上でPOCUSの重要性がいっそう増すと考えられる。

　心臓のPOCUSとしては，循環器や超音波検査の専門家ではない医療従事者が行う focused cardiac ultrasound（FoCUS）が確立している[13,14]。FoCUSでは観察断面（表1）と評価項目（表2）が絞り込まれ，非専門家でも施行しやすくなっている。FoCUSで左心不全を評価する場合，目測で左室収縮能と下大静脈径・呼吸性変動を確認する。前者については複数の断面で評価

表1：FoCUSで利用される観察断面

①	傍胸骨左室長軸断面
②	傍胸骨短軸断面・乳頭筋レベル
③	心尖部四腔断面
④	心窩部四腔断面
⑤	心窩部下大静脈断面

表2：FoCUSの評価項目と所見

評価項目	所見
左室収縮能	高度低下，低下，正常，過収縮（循環血液量減少）
右室サイズ	右室拡大，心室中隔圧排
心嚢液	貯留，タンポナーデ：右房・右室虚脱
下大静脈径・呼吸性変動	径減少：循環血液量減少
	径拡大・呼吸性変動低下：心不全による右房圧上昇や閉塞性ショック
慢性変化	心室・心房拡大，壁肥厚
弁膜症	重症弁膜症
大きな心内腫瘤	血栓，疣贅，腫瘍

し，心内膜の左室中心への移動と心筋壁厚の増加に注目する。また拡張早期の僧帽弁前尖と心室中隔との距離を目測し，収縮能が低下すると拡大する[15]。心臓超音波検査の非専門家であっても，一定のトレーニングを積めば目測で収縮能の段階的評価（高度低下，低下，正常，過収縮）はある程度可能となる[16,17]。なお，心筋梗塞でみられる局所壁運動の評価は通常FoCUSには含まれない。

　心不全では下大静脈にも注目すべきであり，FoCUSでは目測による評価が容認される。下大静脈径の拡大と呼吸性変動の低下・消失は，右房圧の上昇を示唆する所見になり，心不全の血行動態の簡便な指標として有用である。さらに胸水貯留，肺POCUSで多発Bラインの評価も併せて行いたい。POCUSを領域横断的に駆使することで，より正確に左心不全を評価できる[18]。

　心臓に関しては，携帯型超音波装置の有用性に関する検討がある程度行われている。携帯型超音波装置を用いれば，左室収縮能の段階的評価，肺塞栓症による右室拡大，心嚢液貯留，循環血液量減少の評価は可能となる[19,20]。目測による大動脈弁狭窄症の評価についても一定の有用性が示されており[21]，在宅医療での活用が期待できる。

【事例3】

患者：80歳代，女性
既往歴：うつ状態と大腿骨頸部骨折後の歩行困難で訪問診療中であった。もと

もと食事量が少なく，特に食事量が少ないときには点滴を受けていた。

主訴：嘔気

現病歴：嘔気のため食欲が低下し水も飲めないため，家族から往診の依頼があった。

現症：血圧80/mmHg，脈拍118/分，体温36.6℃，SpO$_2$ 97％，皮膚は乾燥，胸部聴診で異常を認めず，腹部は柔らかく平坦，下腿に浮腫を認めず。

画像所見：POCUSでは両側腎盂・尿管の拡張を認め（図8），膀胱は尿で拡張し内部にデブリ様のエコー像を認めた（図9）。呼吸器では異常を認めなかった。心臓は十分に描出できなかった。

血液・尿検査：直ちに救急搬送したため実施しなかった。

経過：往診を依頼された段階では，今回もうつ状態による嘔気と食欲低下の可能性が高いと考えたが，身体的な原因を除外しておくためにPOCUSを行った。その結果，尿閉による両側水腎症があり，血圧低下があったことから，重症敗血症の可能性を考慮した。直ちに高次医療機関に受け入れを要請し救急搬送した。高次医療機関での診断は，神経因性膀胱による尿閉，急性腎盂腎炎，敗血症性ショック，腎後性腎不全，高カリウム血症，代謝性アシドーシスであった。集中治療室に入室し，尿道カテーテルが留置され，抗生物質

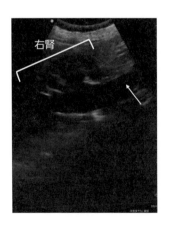

図8：**右側腹部の超音波像**
右腎に中等度以上の水腎症を認め，尿管（→）も拡大している。

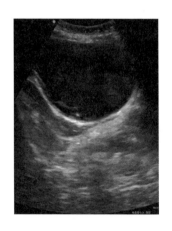

図9：**下腹部正中縦断像**
膀胱は尿で拡張し，内部にデブリ様エコー像を認める。

が投与され，持続的血液ろ過透析が行われた。尿道カテーテルが留置された状態で軽快退院し，訪問診療が再開された。

考察：閉塞性水腎症による腎盂腎炎は敗血症性ショックの原因として頻度が高く，発見が遅れると致死的になりうる。腎盂腎炎では一般に発熱や片側の腰背部痛を呈するので診断しやすいが，高齢者では自覚症状に乏しく，発熱を認めないこともあり，在宅医療の現場では病歴と身体所見だけでは診断が困難な場合が少なくない。その際超音波検査は非常に有用であり，感染が疑われるものの，感染源がはっきりしない場合には，水腎症の評価をぜひ含めたい。今回の事例では，POCUSによって緊急を要する病態をいち早く認知することができ，救命につなげることができた。いつものようにうつ状態の悪化と食欲低下による脱水と考え点滴で経過を見ていたら，救命できなかったかもしれない。

　腎盂腎炎の診断後に水腎症や尿路結石が見つかることは珍しくなく，水腎症は10〜19％，尿路結石は5〜8％合併していたという報告がある[22〜24]。POCUSが普及すれば，腎盂腎炎が疑われるケースでは，積極的に水腎症の有無を検索することは理にかなっている。今後在宅での活用が期待される携帯型超音波装置でも水腎症の評価は十分に可能であり，筆者らは前向き臨床研究で水腎症のグレード評価と除外診断に有用であることを示している[25]。在宅医療の現場で発熱患者の原因検索のために積極的に携帯型超音波装置を用いれば，今回のように早急な対応が必要な閉塞性水腎症に伴う腎盂腎炎，敗血症性ショックの早期診断につなげることができる。

おわりに

　ベッドサイドでの超音波検査の活用，つまりPOCUSへの関心が高まり，超音波検査は新たなステージを迎えている。検査室の中で行う超音波検査はさらに高度な内容が求められ，検査室の外で行うPOCUSはその簡便性や機動性により独自に発展していくところがある。その1つとして在宅医療における超音波検査が挙げられる。今回取り上げた3つの事例は，在宅医療でPOCUSが重症度評価，経過観察，臨床決断に有用であった症例であり，今後在宅医療でPOCUSを実践していく上でのモデルになる。ただ，毎回このようなケースばかりではなく，描出不良で役立たないことや，かえって判断に悩まされることも決して少なくない。

在宅医療には，高性能な据え置き型装置もしくはそれに匹敵する装置を持ち込むのは困難であり，超音波検査そのものに十分な時間を割く余裕はない。在宅医療という限られた時間の中でPOCUSを賢明に活用し，診療の質，患者ケアの改善につなげることが求められる。現状では，POCUSの活用法が十分に検討されない中で携帯型超音波装置が普及し，在宅での利用については手探りのところもあると考えられる。どの領域のPOCUSの導入が妥当か，どのような基準だと効率的に診断精度を高められるか，どの程度の教育が必要かなど，検討すべきことは多い。また医師，臨床検査技師，看護師など職種別の検討も必要であり，携帯型超音波装置の性能に関しては実地での検証も求められる。筆者の見解では今後多面的な検証が必要だが，表3に在宅医療で携帯型超音波装置を用いて評価可能と考えられる病態・疾患例を示す。

　新型コロナウイルス感染症拡大によりオンライン診療の活用が進んでおり，そ

表3：在宅医療で携帯型超音波装置を用いて評価可能と考えられる病態・疾患 (例)

部位	病態・疾患
胸部	気胸 心原性肺水腫 肺炎（細菌性，誤嚥性，ウイルス性），無気肺 胸水，膿胸，血胸
心臓	左室収縮能低下（目測） 右室拡大を伴う肺塞栓症 心嚢液 循環血液量減少（下大静脈虚脱，左室過収縮） 慢性変化（心肥大，重症大動脈弁狭窄）
腹部	腹腔内液体貯留（出血，腹水） 胆嚢腫大（急性胆嚢炎） 腹部大動脈瘤 水腎症 膀胱尿量（脱水，尿閉） 小腸閉塞 便秘
下肢静脈	下肢深部静脈血栓症（総大腿・膝窩静脈）
運動器・軟部組織	肋骨・長管骨骨折 皮下膿瘍，褥瘡

の中にPOCUSを導入することも現実的となっている。セキュリティの確保された遠隔コミュニケーションシステムを用いて，在宅患者に対してPOCUSを行う検者と，病院や診療所にいる医師との間でリアルタイムにPOCUS所見を共有することができる[4, 26, 27]。コロナ禍では，医師による遠隔指導のもとで，患者が自宅で自ら肺POCUSを行うことも試みられている[28]。

■参考文献

1) 亀田徹．急性期診療におけるPOCUSの現状と展望．超音波医学2019；46（1）：5-15．

2) 水間美宏．Point-of-care超音波（POCUS）の外来・在宅での活用．日本プライマリ・ケア連合学会誌．43（3），112-114，2020．

3) 上松東宏，岡田唯男．プライマリ・ケア診療におけるpoint-of-care超音波．国際比較に基づく現状と展望．日本プライマリ・ケア連合学会誌．41（4）：184-190，2018．

4) 亀田徹，小谷和彦，谷口信行．Point-of-care ultrasound（POCUS）；在宅医療やへき地での活用．機器・試薬43（6），575-581，2020．

5) 亀田徹，藤田正人，伊坂晃，他：外傷性気胸の超音波診断 —FASTからEFASTへ—．日救急医会誌．23（4）：131-141，2012．

6) 亀田徹，小林央大，山田博胤，ほか，Bラインを用いたpoint-of-care超音波による心原性肺水腫の評価．超音波医学.45（2）：125-135，2018．

7) Kameda T, Mizuma Y, Taniguchi H, et al. Point-of-care lung ultrasound for the assessment of pneumonia：a narrative review in the COVID-19 era. *J Med Ultrason.* 48(1)：31-43, 2021.

8) 水間美宏．Point-of-care超音波（POCUS）をきっかけに診断した新型コロナウイルス感染症（COVID-19）の1例．日本プライマリ・ケア連合学会誌．43（4）：155-157，2020．

9) Volpicelli G, Lamorte A, Villén T. What's new in lung ultrasound during the COVID-19 pandemic. *Intensive Care Med.* 46（7）：1445-1448, 2020.

10) 李英伊，孝田雅彦，下坂拓矢，ほか．携帯超音波を用いた肺point of care ultrasoundによる高齢者肺炎診断の有用性．超音波医学．48（2）：91-99，2021．

11) Haji-Hassan M, Lenghel LM, Bolboacǎ SD. Hand-Held Ultrasound of the Lung：A Systematic Review. *Diagnostics*（Basel）. 11（8）：1381, 2021.

12) 坂田泰彦，後岡広太郎，下川宏明．心不全の疫学：心不全パンデミック．日内会誌．109（2）：186-190，2020．

13) Spencer KT, Kimura BJ, Korcarz CE, et al. Focused cardiac ultrasound：recommendations from the American Society of Echocardiography. *J Am Soc Echocardiogr.* 26（6）：567-581, 2013.

14) Via G, Hussain A, Wells M, et al. International evidence-based recommendations for focused cardiac ultrasound. *J Am Soc Echocardiogr.* 27（7）：683.e1-683.e33, 2014.

15) Kimura BJ, Yogo N, O'Connell CW, et al. Cardiopulmonary limited ultrasound examination for "quick-look" bedside application. *Am J Cardiol.* 108 (4)：586-590, 2011.

16) Vignon P, Dugard A, Abraham J, et al. Focused training for goal-oriented hand-held echocardiography performed by noncardiologist residents in the intensive care unit. *Intensive Care Med.* 33 (10)：1795-1799, 2007.

17) Galderisi M, Santoro A, Versiero M, et al. Improved cardiovascular diagnostic accuracy by pocket size imaging device in non-cardiologic outpatients：the NaUSiCa (Naples Ultrasound Stethoscope in Cardiology) study. *Cardiovasc Ultrasound.* 8：51, 2010.

18) Zanobetti M, Scorpiniti M, Gigli C, et al. Point-of-care ultrasonography for evaluation of acute dyspnea in the ED. *Chest.* 151 (6)：1295-1301, 2017.

19) Chamsi-Pasha MA, Sengupta PP, Zoghbi WA. Handheld Echocardiography：Current State and Future Perspectives. *Circulation.* 136 (22)：2178-2188, 2017.

20) Jenkins S, Shiha MG, Yones E, et al. Cardiovascular examination using hand-held cardiac ultrasound. *J Echocardiogr.* 1-9, 2021. doi：10.1007/s12574-021-00540-x.

21) Abe Y. Screening for aortic stenosis using physical examination and echocardiography. *J Echocardiogr.* 19 (2)：80-85, 2021.

22) Wang IK, Chang FR, Yang BY, et al. The use of ultrasonography in evaluating adults with febrile urinary tract infection. *Ren Fail.* 25 (6)：981-987, 2003.

23) Chen KC, Hung SW, Seow VK, et al. The role of emergency ultrasound for evaluating acute pyelonephritis in the ED. *Am J Emerg Med.* 29 (7)：721-724, 2011.

24) Sørensen SM, Schønheyder HC, Nielsen H. The role of imaging of the urinary tract in patients with urosepsis. *Int J Infect Dis.* 17 (5)：e299-303, 2013.

25) Kameda T, Uebayashi K, Wagai K, et al. Assessment of the renal collecting system using a pocket-sized ultrasound device. *J Med Ultrason* (2001). 45 (4)：577-581, 2018.

26) Hjorth-Hansen AK, Andersen GN, Graven T, et al. Feasibility and Accuracy of Tele-Echocardiography, With Examinations by Nurses and Interpretation by an Expert via Telemedicine, in an Outpatient Heart Failure Clinic. *J Ultrasound Med.* 39 (12)：2313-2323, 2020.

27) Kaneko T, Kagiyama N, Nakamura Y, et al. Effectiveness of real-time tele-ultrasound for echocardiography in resource-limited medical teams. *J Echocardiogr.* 1-8, 2021. doi：10.1007/s12574-021-00542-9.

28) Kirkpatrick AW, McKee JL, Conly JM. Longitudinal remotely mentored self-performed lung ultrasound surveillance of paucisymptomatic Covid-19 patients at risk of disease progression. *Ultrasound J.* 13 (1)：27, 2021.

［亀田 徹，水間美宏］

9 感染制御（AMR対策を含む）

はじめに

　今後のさらなる高齢化社会を考えれば，在宅医療はやむを得ない状況であり，専門的な技術や知識を必要とする医療や看護が，病院から在宅の現場に進出してきているのも事実である。在宅医療の体制には，退院支援，日常の療養支援，急変時の対応，看取りの4要素があり，患者の医療依存度や要介護度は幅広く，疾病も多様である。

　在宅医療においても感染管理は必要不可欠であるが，在宅医療では同じ時間・空間で対応する患者は1人であること，患者間での共有の医療器材や器具がないことより，病院より感染リスクが低いといわれている[1]。とはいえ，感染制御を含めたケアを提供することは必須であり，感染に曝露する危険から患者に限らず医療従事者や介護者・看病者を回避させる必要がある。在宅医療における感染管理を理解し実践することで，患者やその家族，訪問する医療従事者を感染から守ることができる。

　2019年12月以降，中国湖北省武漢市を中心に新型コロナウイルスが発生し，短期間で全世界に広がった。わが国では新型コロナウイルス感染症（COVID-19）患者に対して，軽症者や無症状者は宿泊（自宅）療養，肺炎などの中等症以上の患者は都道府県が指定する医療機関への入院療養としている。宿泊（自宅）療養になった場合は，在宅医療における感染管理を実践することになる。

【事例1】

　在宅療養患者である84歳の女性の自宅を訪問した際，見舞いに来ていた58歳の娘が，指にささくれ（さかむけ）ができているのに素手で母親のおむつ交換をしていた。訪問スタッフが個人防護具を装着すると，娘が不快感を抱き，「母は重大な感染症でもあるのか」と訊いてきた。処置を終えた後に手袋を外してから洗面所を拝借して手洗いをしようとしたら，娘から「汚いものに触れた」かのような誤解をされてしまったため，目に見える汚れがなかったので持参したアルコール性擦式製剤を擦り込んだ。

　家族に対して，患者と訪問するスタッフの両者に手指衛生が感染予防の基本

であることをあらかじめ説明しておくことが重要であると，施設長に諭された。

(1) 手指衛生

　標準予防策で最重要なのは手指衛生である。図1にハンドペタン培養の結果を示した。目には見えなくとも手指には膨大な数のさまざまな細菌が付着している。手指衛生をせずに患者に医療行為を行うと，患者が感染の危機にさらされる。さらにその手のままで別の家庭を訪問すると，手に付着した細菌やウイルスを持ち運ぶことになる。

　病院や医療施設ではアルコール手指消毒薬，石鹸，ペーパータオル，水道は設置されたものを使用する。在宅医療では訪問する医療従事者がアルコール手指消毒薬，石鹸，ペーパータオルを持参するが，水道は訪問宅の水道を借用することになる。

　流水と石鹸による手洗いは図2のように手順を踏むと効果的である。なお，濡れた手は乾いた手よりも多くの細菌を付着させるという報告もあるので流水

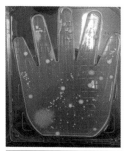
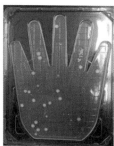
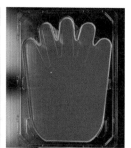

手指衛生をしなかった手
<培養結果>
・グラム陰性桿菌（大腸菌など）
・バチルス sp
・MSSA
・*Acinetobacter sp*
・*Pseudomonas sp* 等

手洗いのみ実施した手
<培養結果>
・バチルス sp
・MSSA

手指衛生を実施した手
<培養結果>
ほとんど検出されず

図1：手に付着している細菌（ハンドペタン培養の結果）

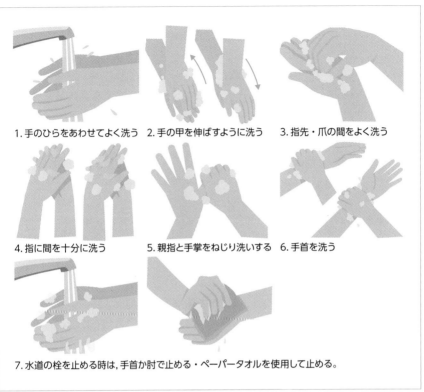

1. 手のひらをあわせてよく洗う　2. 手の甲を伸ばすように洗う　3. 指先・爪の間をよく洗う

4. 指に間を十分に洗う　5. 親指と手掌をねじり洗いする　6. 手首を洗う

7. 水道の栓を止める時は、手首か肘で止める・ペーパータオルを使用して止める。

図2：効果的な手洗い方法

と石鹸で手洗いした後はしっかりと水分を拭き取る。目に見える汚染がない場合は、擦式アルコール製剤の擦り込みは有効である。流水と石鹸の場合は、効果的な手洗いに約30秒以上かかるが、擦式アルコール製剤は15秒ほど擦り込めば十分な効果が期待でき、しかも擦式アルコール製剤の殺菌力は流水と石鹸での手洗いよりも強い。訪問宅で洗面所を借りにくい場合は、擦式アルコール製剤を用いるようにする。

　図3にWHO（World Health Organization：世界保健機関）が推奨している手指衛生5つの場面（5moments）[2]を示した。「患者に触れる前」、「清潔／無菌操作の前」、「体液に曝露された可能性のある場合」、「患者に触れた後」、「患者周辺の物品に触れた後」に手指衛生を行う。患者の家族がこのような手指衛

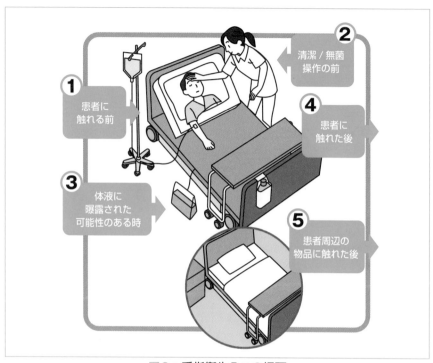

図3：**手指衛生5つの場面**

① 患者に触れる前
② 清潔／無菌操作の前
③ 体液に曝露された可能性のある時
④ 患者に触れた後
⑤ 患者周辺の物品に触れた後

生を行うのは暮らしという点から鑑みて過剰であるが，訪問する医療従事者は5つの場面での手指衛生を心がける。

　在宅医療では同じ時間・空間で対応する患者が1人であり，患者間での共有の医療器材や器具がなく，清潔操作や不潔になりやすい処置を一連の流れで実施することがある。このような背景から在宅医療においては，処置前後のアルコール手指消毒によって清潔な手指での処置行為が担保され，訪問前後の手洗いによって次の患者への水平感染を防ぐことになるため，厳密に5momentsを意識せずとも，患者と訪問する医療従事者の安全は守られていると考えられる。

解説：在宅医療における感染制御の実際

　標準予防策は，感染から身を守る，感染を拡大させないための有効手段であ

る。標準予防策では感染の有無にかかわらず，「すべての湿性生体物質（血液，尿，痰，体液，粘膜，損傷した皮膚など汗以外のもの）は，何らかの感染性をもっている可能性がある」という概念を前提にしている。標準予防策の項目は，①手指衛生，②個人防護具の使用，③患者に使用した医療器材や器具の取り扱い，④咳エチケット，⑤鋭利器具の取り扱い，⑥患者配置，⑦環境対策，⑧リネンの適切な取り扱い，⑨安全な注射手技，⑩腰椎穿刺時の感染防止手技である。

　在宅でケアを受けている患者の感染管理は，病院のように厳格に行う必要性はない。在宅医療の現場で励行するのは，10項目ある標準予防策のうち，手指衛生，個人防護具の使用，患者に使用した医療器材や器具の取り扱い，咳エチケットの4項目である。

(2) 個人防護具の使用

　在宅医療の現場では，褥瘡や浸出液がある皮膚疾患の処置，尿や便の検査，採血や点滴，おむつ交換，尿道留置カテーテルの交換，喀痰で汚染されている気管カニューレやガーゼの交換などで，患者の体液，分泌物，排泄物，血液などの湿性生体物質と接触するリスクがある。個人防護具は「隔離予防策のためのCDC（Centers for Disease Control and Prevention：疾病管理予防センター）ガイドライン」[3]で，粘膜，気道，皮膚および衣服を病原体との接触から守るために単独で，あるいは組み合わせて用いられる種々のバリアおよび呼吸器防護具とされている。標準予防策における個人防護具は，患者の感染症の有無に

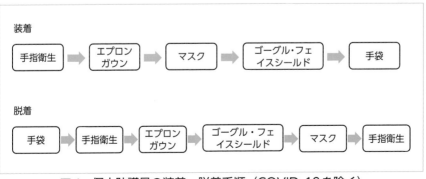

図4：個人防護具の装着・脱着手順（COVID-19を除く）

かかわらず湿性生体物質の曝露から自身を防御するために使用する。褥瘡の処置，気管カニューレから吹き出た喀痰で汚染されたガーゼの交換などは，患者の家族が行うこともあり，下痢・嘔吐を主症状とする冬季感染症の代表であるノロウイルス感染症による下痢便や嘔吐物の処理は患者の家族が行っている。このような行為を行う際は，使い捨てのビニール手袋（以後，手袋と略す）や不織布のマスク（以後，マスクと略す）を必要とする。手袋やマスクを正しく装着・脱着しなかった場合は，家族に二次感染を引き起こすことがある。

　個人防護具には手袋，マスク，ゴーグル・フェイスシールド，エプロン・ガウンがある。これらは状況に合わせて選択するが，装着と脱着では順番が異なるので注意を要する（図4）。特に手袋は，装着時は最後に装着し，脱着時は一番汚染されている可能性のある手袋から脱着する。訪問する医療従事者のみならず家族も個人防護具の正しい装着と脱着方法を知っておくことが大切である。

　手袋に限らず個人防護具は基本的に単回使用である。手袋には血液や体液など感染性物質が付着している場合がある。手袋の表面から潜んでいる微生物を確実に除去することは不可能なうえ，目に見えない程度の穴があいている場合もある。また，MRSAをはじめとする薬剤耐性菌を保菌している患者もいる。したがって，手袋は患者ごとに交換する。褥瘡の処置と点滴がある患者においては，褥瘡の処置に用いた手袋を交換せずにその手袋のままで点滴の操作をすると感染を引き起こす恐れがあるため，褥瘡の処置後に手袋を交換し，清潔と不潔を交差させないようにする。また，手袋を脱いだ後の手指衛生は必須である。家族が処置を行う場合でも素手ではなく手袋を装着して処置を行うように説明する。特に手指に傷や損傷がある場合は，手袋を装着して処置を行う。

(3) 患者に使用した医療器材や器具の取り扱い

　病院で使用する物品，医療器材や器具は，大抵はシングルユースとし，ディスポーザブルは1回きりで廃棄している。再生して使う場合は，洗浄，消毒，滅菌といった工程をとっている。

　在宅医療では病院と同じように1回きりで廃棄することはしづらいものの，設備が整った病院と同じように洗浄，消毒，滅菌を行うことはできない。一方，在宅医療の現場では病院と比較して患者用の医療器材や器具の種類や利用

表1：スポルディングの分類

リスク分類 （対象の考え方）	処理	在宅での使用例	根拠
クリティカル [高度リスク] 無菌の組織や血管系に挿入する，もしくは皮膚や粘膜を貫通する機材	滅菌	・尿道留置カテーテル ・中心静脈栄養用のポート ・ヒューバー針	芽胞を含むあらゆる微生物で汚染された場合に感染の危険度が高いため，すべて滅菌しなければならない。
セミクリティカル [中等度リスク] 粘膜や傷のある皮膚に接触する器具	高水準消毒 中または低水準消毒	・人工呼吸器の回路 ・超音波ネブライザー	損傷していない正常粘膜は，細菌芽胞による感染には抵抗性があるが，結核菌やウイルスなど，そのほかの微生物に対しては感受性が高い。
ノンクリティカル [低度リスク] ・医療機器の表面 ・直接接触しない，もしくは無傷の皮膚と接触するが粘膜とは接触しない器具	清拭清掃洗浄 低水準消毒またはアルコール清拭	・モニター類 ・血圧計，体温計，便器，尿器，陰部洗浄用のボトル	無傷の皮膚は通常，微生物に対して防御機能を有するため，無菌性は必要ない。
・ほとんど手が触れない ・頻繁に手が触れる	定期清掃，汚染時清掃，洗浄 1日1回以上の定期清掃または定期消毒	・床面，壁面，カーテン ・ドアノブ，テーブル	

頻度は限られる。そのため，在宅医療の現場での基本的な条件は，細菌を増やしたものを患者に使用しないことである。ほかの患者に使用しないのであれば，しっかり洗って乾燥させれば細菌自体はあまり増えることはない。さらに，キッチンハイター（次亜塩素酸ナトリウム）につける，あるいは煮沸消毒を行うとより効果的である。

　医療器材や器具の洗浄，消毒，滅菌は，使用目的と使用部位に対する感染の

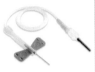
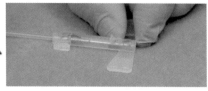

羽を固定して針を抜くと収納ホルダーに針が収納される

図5：指先採血用穿刺器具

危険度に応じて処理を分類する「スポルディングの分類」という目安がある（表1）。スポルディングの分類とは，米国のスポルディング博士（E.H.Spaulding）が医療器材や器具について使用時の感染リスクを基準に3つのカテゴリーに分類したもので，FDA（Food and Drug Administration：米国食品医薬品局）やCDCをはじめ専門家の間で医療器材や器具の滅菌や消毒のレベルを決定する際の判断に広く用いられている。

　訪問時に採血を行う場合は，可能な限り安全装置付きの針を使用する（図5）。安全装置の作動方法に不慣れなために操作ミスで針刺し事故を起こしてしまうこともあるので操作方法を十分に理解しておく必要がある。また，医療従事者は使用後の針を入れる携帯用針入れ容器を持参する。

　取扱者（家族含む）が自宅での点滴などの使用後の針で針刺しをした場合は，血液由来の感染症（HBV，HCV，HIVなど）防止のために適切な処置が必要である。針刺しをしたらすぐに流水と石鹸で十分洗い流す。そして，患者の血液由来微生物の状況によって対処する。万一，家族が針刺しをした場合でも患者の血液由来微生物の状況によっては，検査が可能な病院やクリニックなどの医療機関を受診するように指導する。

(4) 咳エチケット

　咳エチケットとは，咳やくしゃみの際に口や鼻をマスクやティッシュペーパーで覆うだけでなく，使用済みのティッシュペーパーはすぐに捨てる，喀痰などの呼吸器の分泌物に手が触れた後は手指衛生を行うことも含まれている。当然のごとく呼吸器症状のある患者にはマスクを着けてもらう。

　咳やくしゃみによる飛沫は1.0〜1.5mほど飛散する。飛散した細菌やウイルスは，周囲の人の手のよく触れるところに付着して，人の手を介してさらに拡散し，感染リスクを高める。細菌やウイルスを飛散させないため，患者が咳やくしゃみをしているとき，介護者・看病者が咳やくしゃみをしているときは，咳エチケットが必要である。なお，訪問する医療従事者が咳やくしゃみをしているときは，患者やその家族に感染させないために訪問すべきではない。

【事例2】

　「風邪じゃなかった。新型コロナウイルスの抗原検査で陽性だった」と42歳の夫から専業主婦のBさんに電話があった。

　Bさんは夫の居住スペースを寝室にすることに決めて，寝室に感染症患者の自宅療養での感染管理に必要とされるマスク，ゴミ袋，各種除菌グッズ，手袋，ペーパー類，熱が出た時に汗を拭ける大量のタオル，Tシャツなどを置いて，夫が帰宅するのを待つことにした。

(1) 自宅における看病者の感染管理

　家族が感染者の看病をする場合は，その役割は1人に限定する。また，感染者と非感染者が極力接触しないようにする。特に基礎疾患がある者，子どもや高齢者は，なるべく感染者に近づけない。看病者が感染者に接する際は，アルコールで手指を消毒し，マスクを着ける。可能であればゴーグルやフェイスシールドを着用する。感染者にもマスクを着けさせる。加えて，看病者はビニール製のカッパを着るのが望ましい。ビニール製のカッパがない場合は，大きなポリ袋に穴をあけて頭からかぶってもよいし，感染者を隔離した部屋だけで羽織る専用の上着でもかまわない。部屋から洗面所に直行し，流水と石鹸で手を洗い，消毒用アルコールで手指消毒をきっちりと行うならば手袋をせずに素手でもかまわない。

解説：感染症患者の自宅療養での感染管理（COVID-19を例として）

　COVID-19は2回のワクチン接種後に新たに感染するブレイクスルー感染が報告されている。COVID-19に限らずインフルエンザや感染性胃腸炎などによる自宅療養者は少なくない。家族が感染し自宅療法する際の感染管理は，

COVID-19の感染管理に準じることが望ましい。

(2) 感染者の隔離，清掃と換気

　家族に感染者が出た際に，最初に行うことは感染者と非感染者が過ごす空間を分けることである。感染者は個室での隔離が原則である。感染者を隔離する部屋は，トイレに近く，窓があって換気しやすい部屋が望ましい。家の構造によって部屋を分けることが難しい場合は，感染リスクを減らすために少なくとも2.0mの距離をあけ，仕切りやカーテンでエリアを区切る。

　トイレ，洗面所，風呂といった共用部分は，清掃と換気をこまめに行うようにする。トイレや洗面所の清掃は，市販の家庭用洗剤を使用し，すすいだ後に0.1％の次亜塩素酸ナトリウムを含む家庭用消毒剤を使用する。風呂は水拭きするか，家庭用の掃除用洗剤でもウイルス量を減らすことができる。ドアノブ，ベット柵，照明のスイッチ，トイレのレバーなどの手でよく触れるところは，1日1～2回，0.05％の次亜塩素酸ナトリウム（薄めた漂白剤）で拭いた後，水拭きするか，アルコールで拭いて消毒する。

　感染者は隔離された部屋から出たら手洗いとアルコール消毒を徹底する。また，感染者は風呂には最後に入るようにし，浴室をシャワーで流した後に換気する。

　換気は対角線上にある窓を開けるのが基本だが，なければ換気扇を回す。窓は少し開けて数分程度の換気を1時間に2回程度行い，完全に空気を入れ替える。2003年7月以降に着工された住宅には「常時換気設備（24時間換気システム）」が設置されている。常時，換気設備もしくは台所や洗面所などの換気扇の常時運転により，室温を大きく変動させることなく換気を行うことができる。

(3) 患者のケアに使用したものの処理

　看病者が感染者の部屋から出たらマスクと手袋はポリ袋に入れ，密閉して捨てる。部屋の入り口にビニール製のカッパや感染者を隔離した部屋だけで羽織る上着，ゴーグルやフェイスシールドをかける専用の場所を作り，看病者以外は触れないようにする。大きなポリ袋に穴をあけてカッパの代わりに着用したポリ袋は1回限りの使い捨てとする。

　感染者の衣服を扱うときは，手袋とマスクを着け，家庭用洗剤で洗濯して完全に乾かす。また，感染者が使ったマスクやティッシュペーパー，ペットボトルなどは感染者以外のゴミと分別し，ビニールのゴミ袋の口をしっかり縛って可燃ゴミとして捨てる。

　COVID-19の場合は，できれば手袋を2枚使用する。1枚目の手袋をはめてからビニール製のカッパなどの上着を着用し，ゴーグルやフェイスシールドを着けてから2枚目の手袋をはめて，感染者の部屋に入る。部屋の外にはポリ袋を用意しておき，縁を外側に折り曲げておく。部屋から出たら2枚目の手袋をポリ袋に捨て，1枚目の手袋をはめたままビニール製のカッパなどの上着を脱いで裏返しにして部屋の外にかける。ゴーグルやフェイスシールドも外し，部屋の外にかける。マスクを外してポリ袋に捨て，最後に1枚目の手袋を外してポリ袋に捨てる。ポリ袋の口を縛るときは，折り曲げておいた袋の縁の内側に指を入れれば，ウイルスが手につくリスクを減らせる。口を縛って封をしたポリ袋は可燃ゴミとして捨てる。重要なことは，看病のたびに手洗いと手指の消毒を徹底することである。

【事例3】

　在宅医療クリニックに勤務する看護師のCさんは，患者宅に着くと，血圧測定，酸素飽和度，脈拍，体温を測定して医師に報告し，医師の指示に基づく血糖測定，尿試験紙，インフルエンザ検査，心電図検査，超音波検査などを行っている。

　携帯型超音波診断装置のプローブは使用後速やかにゼリーを拭き取り，クリニックに戻ってから装置外装とプローブを中性洗剤で洗浄しアルコールで消毒していた。装置に故障が発生したため，メーカーに修理を依頼したところ，プローブのコネクターなどの浸漬可能範囲以外の部分を水や洗浄剤の液体に漬けてはならないと注意された。

(1) POCT対応機器（検体検査）の感染管理

　POCT対応機器では指先部から採取する血液を用いることが多い。そのため，血液曝露を最小限にすることが感染管理の基本である。POCT対応機器による検査は，不特定多数の患者の指先部からの血液を用いて検査を行うため，

感染防止対策と衛生管理を徹底しなければならない。また，訪問時に看護師や臨床検査技師による静脈採血で検査を行うこともある。

血液を用いて検査を行う際の標準予防策を以下に列挙する。

・受検者の血液は感染の危険性があると考え，個人防護具（手袋，マスク，ガウンは必要に応じて）を着用する。

・受検者に対応する前後と検査機器で測定した後は，必ず手指衛生を行う。

・擦式アルコール製剤による手指衛生を行っていても，アルコールに抵抗性のある微生物も存在することから，必要に応じて流水と石鹸で手洗いする。

・ディスポーザブルの穿刺針を装着する穿刺器具の複数人による共用を回避する。

・穿刺針の単回使用を徹底するために，穿刺器具全体がディスポーザブルとなっていて構造上二度使用することができない器具を使用する（図6）。

・検査を行う際は，周りに物が置かれてなく，清潔が保持できる場所を確保する。

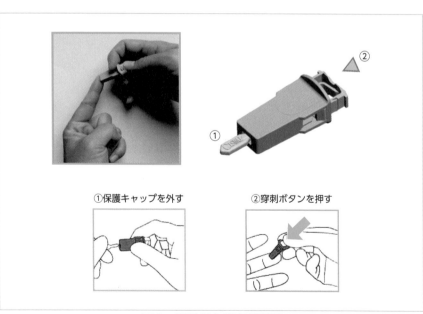

①保護キャップを外す　②穿刺ボタンを押す

図6：静脈採血用穿刺器具

- 分別した廃棄容器（血液汚染，鋭利器材などの感染性廃棄物用と非感染性廃棄物用）を配置する。
- 検査機器が受検者に触れる部分は，毎回検査終了後にアルコール消毒（清拭）を実施する。
- 血液による汚染がある場合は，汚染箇所の清拭除去およびアルコール消毒を行う。
- 介護施設では検査を行う室内の机や椅子，ドアノブなど，医療従事者や受検者などが頻繁に触れるところは，定期的に清拭し，必要に応じてアルコール消毒を行う。

解説：POCT対応機器・試薬の感染管理

POCT（Point-of-Care Testing）とは患者の傍らで携帯型検査機器や迅速検出試薬（キット）を用いて行う検査である。POCT対応機器では多くの検体検査項目が測定でき，さらに超音波検査や心電図検査などの生理機能検査も行える。また，POCT対応試薬では尿や感染症などの検査が行える。そのため，POCTは在宅ケアの現場における検査として有効利用されている。

POCT対応機器・試薬の取り扱いは簡単で便利であるが，生体試料を用いたり，患者に直接触れて検査を行うので感染管理は必須である。「正しい取り扱いができる」とは操作のみでなく，感染管理が含まれることを理解したうえで使用しなければならない。

(2) POCT対応機器（生理機能検査）の感染管理

①携帯型心電図記録装置（携帯型心電計）

心電図検査を行う際の標準予防策を列挙する。

- 個人防護具（マスク，手袋は必要に応じて）を着用する。
- 受検者に対応する前後は，擦式アルコール製剤による手指衛生を行う。必要に応じて流水と石鹸で手洗いする。
- 心電計本体の表面や誘導コードおよび電極の汚れは，水または水で薄めた中性洗剤もしくは消毒用エタノール（表2）などを含ませた軟らかい布を絞ったもので拭き取り，その後十分乾燥させる。
- 心電計本体の表面や誘導コードおよび電極の消毒が必要な場合は，消毒

表2：消毒剤と使用参考濃度[4]

消毒液（成分名）	参考濃度
消毒用エタノール	0.5%
塩化ベンザルコニウム	0.2%
塩化ベンゼトニウム	0.2%

　液（表2）を含ませた軟らかい布で清拭する。誘導ケーブルのコネクター部は消毒液に漬けてはならない。また，紫外線照射やオゾンによる滅菌や消毒はプラスチック表面を劣化させるので行ってはならない。
・介護施設では検査を行う室内の机や椅子，ドアノブなど，医療従事者や受検者などが頻繁に触れるところは，定期的に清拭し，必要に応じてアルコール消毒を行う。

②携帯型超音波診断装置
　超音波検査を行う際の標準予防策を列挙する。
・個人防護具（マスク，手袋は必要に応じて）を着用する。
・受検者に対応する前後は，擦式アルコール製剤による手指衛生を行う。必要に応じて流水と石鹸で手洗いする。
・装置外装の一般的な清掃・消毒薬としては，水，中性洗剤，70％イソプロピルアルコールなどが使われるが，基本は取扱説明書で製造販売業者が指定する消毒薬・洗浄剤を使って清掃する。
・プローブは使用後速やかにゼリーを拭き取り，水または製造販売業者が指定する洗浄剤で洗浄して乾燥させた状態にする。消毒は塩化ベンザルコニウム（表2）など製造販売業者の指定する薬液を使って行う。プローブには浸漬可能部分があるのでこれに従うが，プローブのコネクターなどの浸漬可能範囲以外の部分を水や洗浄剤の液体に漬けてはならない。
・介護施設では検査を行う室内の机や椅子，ドアノブなど，医療従事者や受検者などが頻繁に触れるところは，定期的に清拭し，必要に応じてアルコール消毒を行う。

(3) POCT 対応試薬の感染管理

　POCT 対応試薬であるキットによる検査は，検体を滴下するだけの簡便な操作であり，目視による判定ができ，机上の狭いスペースで検査を行うことができる。検査を行う際の標準予防策を以下に列挙する。ただし，感染症のキット検査は操作自体は簡便であっても検体採取時や検査時に検査者への感染のリスクが非常に高いため，感染症の検査は医療機関に任せることが望ましい。

・感染防御（特に飛沫感染）のため，検体採取時は個人防護具（手袋，マスク，ゴーグル・フェイスシールド，ガウン）を着用する。
・検査試料は感染の危険性があると考え，検査時は個人防護具（手袋とマスク）を着用する。
・受検者に対応する前後と検査後は，必ず手指衛生を行う。
・擦式アルコール製剤による手指衛生を行っていても，アルコールに抵抗性のある微生物も存在することから，必要に応じて流水と石鹸で手洗いする。
・検査を行う際は，周りに物が置かれてなく，清潔が保持できる場所を確保する。
・分別した廃棄容器（血液・尿汚染，採取用の綿棒，検査後のキットなどの感染性廃棄物用と非感染性廃棄物用）を配置する。
・検査試料や採取用の綿棒，受検者の血液や尿などによる汚染がある場合は，汚染箇所の清拭除去およびアルコール消毒を行う。
・介護施設では検査を行う室内の机や椅子，ドアノブなど，医療従事者や受検者などが頻繁に触れるところは，定期的に清拭し，必要に応じてアルコール消毒を行う。

　感染症の迅速検出キットでは感度・特異度を考慮しなければならない。現在の迅速検出キットの感度からすると，迅速診断陰性は感染を否定するものではない。特に臨床症状を認める場合は，感染症を否定してはならない。しかし，特異度は高いので迅速診断陽性は感染と診断してよい。

【事例4】

　開業医であった82歳の父親の後を継いだD医師は，父親の診療所を在宅医療専門の訪問医療クリニックにして地域医療に従事することにした。

訪問先の年老いた患者が風邪をひいたと訴えるので，総合感冒薬を処方したところ，患者から「お父さん先生は抗生剤を処方してくれた。抗生剤を飲めば悪くなるのを予防できるので安心するから処方して欲しい」と言われた。D医師はその要望のままに安易に抗生剤を処方するのを拒み，患者から喀痰を採取してクリニックに持ち帰り，検査センターに検査を依頼した。

解説：AMR対策

　近年，抗菌薬（抗生物質）が効かないAMR（Antimicrobial Resistance：薬剤耐性）をもつ細菌が世界中で増えている。わが国においては，MRSA（Methicillin-Resistant *Staphylococcus aureus*：メチシリン耐性黄色ブドウ球菌）やVRE（Vancomycin Resistant *Enterococci*：バンコマイシン耐性腸球菌）といった薬剤耐性グラム陽性球菌，次いで，MDRP（Multi-drug resistant *Pseudomonas aeruginosa*：多剤耐性緑膿菌），MDRA（multi-drug resistant *Acinetobacter*：多剤耐性アシネトバクター）といった薬剤耐性グラム陰性桿菌による医療関連感染症が広がり，医療機関において大きな問題となっている。さらに，最近では医療機関外での市中感染型のAMR感染症が増加している。

(1) 在宅医療における抗菌薬適正使用

　重症化して，その結果からさかのぼってとやかくいわれるのが不安なことから，感染者に対して処方箋を書く際に，医師は強い抗菌薬，幅広い抗菌薬を使いがちである。そのため，第三世代のセファロスポリン，マクロライド，キノロンという広域抗菌薬が多く処方されている。これらの抗菌薬ばかりが処方されていると，耐性菌の問題が起きる。

　キノロンは大腸菌の感受性が落ちてしまうので尿路感染症の患者に使い続けていると，治療がうまくいかなくなるリスクがある。尿路感染症の患者には幅広い抗菌薬ではなく，できるだけスペクトルが狭い第一世代のセファロスポリンやペニシリン系の抗菌薬を使用すべきである。

(2) AMR対策に必要な検査

　患者の自宅や介護施設などで肺炎や尿路感染症といった感染症が起こり抗菌薬を処方する際にも，検体を採取してグラム染色を行い起炎菌を推定した後

に，抗菌薬を処方することが望ましい。グラム染色で起炎菌を同定するのにかかる時間は10分程度である。大腸菌などにはグラム染色を行い，その結果を解釈してから抗菌薬を処方すべきである。しかしながら，グラム染色を在宅医療に従事する医師が一から覚えて実施するのは，時間的な制約もあり，なかなか難しい。そこで，臨床検査技師や保険薬局の薬剤師がグラム染色を行って，医師に処方について提案することができれば，AMR対策にとって非常に有益である。

　最初に処方される抗菌薬を適切にするためには，グラム染色で起炎菌をその場ですぐに推定することが非常に有用である。医師の同意のもと，グラム染色の結果に基づいた処方の提案がなされれば，経口抗菌薬の適正使用が広まっていく。とはいえ，在宅医療の現場で行える検査は限られている。そのため，フォーカスが不明の発熱に対しては仕方なくキノロンを処方するが，それでもある程度はキノロンの処方が減る。また，無症候性細菌尿に対して抗菌薬がよく使われているが，抗菌薬適正使用プログラムでは無症候性細菌尿を治療しないことが，不適切な抗菌薬使用を減らす重要な鍵であるとしている。

おわりに

　患者の自宅や介護施設において，どれほど厳密な感染管理が必要であるかについて未だ明確な根拠となるような研究はあまり行われていない。一般的には，患者の自宅や介護施設では特別な病原微生物が問題となる場合を除き，通常は日常的に居室環境を消毒する必要はなく，清掃を適切に行うことで十分であるとされている。

　介護施設では給食による食中毒の予防に注意が必要である。また，介護施設で多くの患者に共用する物品，医療器材や器具は，病院と同等の厳密さでその都度消毒，清拭，洗浄を行うようにすべきである。トイレ，洗面台，風呂などの十分な清掃，定期的なリネンの洗濯，汚物の分別処理など日常的な衛生管理については，適切なマニュアルを定めて実施する必要がある。

　米国では，在宅医療の普及により医療に関連する感染（Health-care-associated Infection）の総体が把握しにくくなっていることに注意を払うべきであると指摘している。わが国においても，欧米と同様に患者の自宅や介護施設での侵襲的な医療処置の普及が進むにつれて，感染対策は病院との境界が不明確になりつつある。

■参考文献

1) Siegel JD, Rhinehart E, Jackson M, Chiarello L；Health Care Infection Control Practices Advisory Committee. 2007 Guideline for Isolation Precautions：Preventing Transmission of Infectious Agents in Health Care Settings. Am J Infect Control. 2007；Dec；35：S65-164.

2) WHO Guidelines on Hand Hygiene in Health Care 2009 http://apps.who.int/iris/bitstream/handle/10665/44102/9789241597906_eng.pdf：2018年10月2日現在

3) 満田年宏訳・著．隔離予防策のためのCDCガイドライン—医療環境における感染性病原体の伝播予防2007．東京．ヴァンメディカル．2007．57-63

4) 〆谷直人監修．在宅医療・介護における感染管理ハンドブック．東京．宇宙堂八木書店．2018．101

[〆谷直人]

10 輸血療法

はじめに

輸血療法は，一種の臓器移植であり，適切な適応の判断と製剤選択や血液製剤投与時の注意深い観察が必要である[1]。在宅医療でも適用される。日本輸血・細胞治療学会では「在宅赤血球輸血ガイド」[2] を発表した。

【事例】

Aさん80歳・男性

造血器悪性疾患に罹患して自宅から離れた大学病院で治療を受けてきた。再発を繰り返し，病勢進行による貧血に対して，輸血が頻回に必要な状態であった。しかし，長期にわたる治療や状態の変化により心身ともに強い負担がかかるようになり，ご自宅への退院希望が強くなった。自宅近くの医療機関に，在宅医療にて輸血療法を含めたケアの継続を依頼した。

自宅で安寧な生活を過ごすものの，病状からは定期的な輸血療法が必要であった。医師は訪問看護ステーションと連携して，定期的な採血を実施して輸血の時期・製剤・投与量を判断した。輸血実施時には，輸血前の状態の把握，バイタルサイン確認後に血管確保し，血液製剤を投与した。投与早期は患者の傍らにいて容態を観察し，30分から1時間はAさん宅で診療にあたった。その後は，副反応に備え，付き添い者に副反応の見方を伝え，変化があればすぐに連絡するように伝え，近隣の在宅患者宅への診療に移動した。輸血終了前にはAさん宅を訪問し，輸血ルートを抜針し，容態観察を行い，付き添い者には翌日までの留意事項を伝え，変化がある際の連絡先も伝えて，患者宅を後にした。

解説：

血液製剤は非自己の免疫惹起蛋白を体内に入れるという点で臓器移植の一種である[1]。このため，血液製剤の投与は，適切な適応判断と，投与時の注意深い観察が必要であり，患者観察や素早い副反応対応が可能な設備が整っている医療機関で実施するように，輸血療法に係る実施指針[3] に記載されている。在宅医療が拡大しつつある中で，輸血療法も在宅医療で実践されるようになって

きた。在宅赤血球輸血ガイド[2]に照らして，適切な在宅における輸血療法の実際を示したい。

輸血療法を実施する場合には，血液型検査，不規則抗体検査については，自己の医療機関で必ず実施する必要がある。事例のように連携病院で頻回に輸血療法を実施されている場合でも，自己の医療機関で必ず実施する。

血液製剤投与の適応，適切な血液製剤の選択，輸血量の決定は，血液検査の結果をもとに判断する。在宅医療での検査項目は限られており，血液製剤の選択に必要な検査が投与直前には行えないことがあるが，可能な限り輸血療法実施に近い時期に，輸血療法が必要であることを確認するための血液検査実施が必要である。患者の体調を考慮し，輸血関連循環過負荷TACO[1]の発症に留意する。

赤血球製剤を投与する前には交差適合試験が必須である。交差適合試験は抗グロブリン法の実施が必須であるが，特別な機器が必要なことから在宅医療機関では実施困難なことが多い。都市部では受託検査機関があるが，地域によっては受託検査機関がなく，連携医療機関で対応していることもある。また，交差適合試験を実施している間，製剤の保管が必要である。医薬品としての血液製剤の保管において，温度管理には十分に注意する。

血液製剤の投与においては，投与前にバイタルサイン（体温，脈拍，呼吸数，血圧，SpO_2）のチェックをし，投与開始5分間は患者のそばを離れず容態を観察し，5分後，15分後，投与終了時に再度バイタルチェック・容態観察して診療録に記録する。致命的な副反応である急性溶血反応（ABO不適合輸血）は開始5分間の間に，血液ルートの灼熱感，悪寒等を訴えることが多く，この間は特に注意深く観察するために，患者のそばを離れないようにする。在宅医療においては血液製剤投与中に患者宅に絶えずとどまることが難しい。そのため，在宅医療を実践している医療従事者はさまざまな工夫をして容態観察を実施している。輸血終了後翌日まで，受血患者のそばで見守ってくれる「付き添い者」がいることが最良ではあるが，今のところは現実的な対応になっている。

在宅における輸血療法の最大の課題は，副反応発生の覚知とその対応である。医療者が不在の時間帯に起こりうる副反応の種類と注意すべき事項，そして連絡先を付き添い者および患者に十分に説明する。輸血後数時間してから発生する重篤な副反応，例えば輸血関連急性肺障害TRALI[1]もあるため，夜間の対

応も考慮する。そのため，在宅輸血を行う医療機関（多くは診療所）と夜間救急に対応可能な病院との連携もできるとなお安心である。

おわりに

在宅輸血は慢性的な血球減少をもつ悪性疾患や貧血を主な対象とするが，その

表1：在宅輸血療法時の臨床検査技師の業務

実施のタイミング	業務
輸血療法前	血算（適応判断），肝機能検査等 輸血前検体保管（輸血後に輸血後肝炎が疑われればHBs抗原，HBs抗体，HBc抗体，HCV抗体，HCVコア抗原，HIV抗原／抗体検査などを実施） 血液型（ABO：オモテ・ウラ検査，RhD），不規則抗体（スクリーニング，タイピング），交差適合試験（主・副，抗グロブリン法） 輸血療法の同意を得る際の説明の補助
輸血療法中	輸血副反応の発生の有無について，バイタルサインの測定や専門家としての患者観察 輸血副反応発生時：状況判断目的の検査と原因検索目的の検査を実施 ・急性溶血性副反応：血液型検査，不規則抗体検査，原因検索目的に赤血球と血清を保管する
輸血療法直後（可能であれば翌日）	輸血終了時にバイタルサインを確認し，また副反応の有無を観察する 血算（輸血療法の効果を測定する），肝機能検査等 副反応発生時は原因検索目的の検査を実施 輸血した血液製剤の保管（晩期発生副反応：溶血反応，感染症の原因検索に備え，可能なら1週間ほど） ・TRALI：血液ガス分析，抗白血球抗体 ・TACO：血液ガス分析，心機能評価（超音波検査）
輸血療法後	血算，肝機能検査等（晩期副反応：溶血反応・感染症の早期発見） 輸血後検体保管（輸血後3カ月頃） ・遅延性溶血性輸血副反応DHTR：経時的な不規則抗体検査，血液製剤のドナー血液型の情報収集 ・輸血後肝炎：ウイルス検査（HBVDNA，HCVコア抗原HIV抗原／抗体検査など）

対象は広がりつつある。在宅医療で利用可能な医療資源は限られているので，臨床検査技師をはじめとする臨床検査の専門家は，在宅輸血療法の現場に出向いた際には，バイタルサインや副作用の観察，患者・家族への輸血検査の説明，副反応発生時の検査項目の提案のような面で業務に関わるとよい（表1）。

■参考文献
1) 前田平生，大戸斉，岡崎仁　編：輸血学　改訂第4版，中外医学社，東京，2018
2) 北澤淳一，玉井佳子，藤田浩，他：在宅赤血球輸血ガイド，日本輸血細胞治療学会誌，63（5）：664-673，2017
3) 厚生労働省医薬・生活衛生局血液対策課：輸血療法の実施に関する指針（平成17年9月，令和2年3月一部改正），http://yuketsu.jstmct.or.jp/wp-content/uploads/2022/06/073bdbb3a84b80b0c05e0b53f57cb409.pdf（2022年5月最終アクセス）

[北澤淳一]

11 在宅臨床検査の品質保証

はじめに

　ある検査項目の測定結果で100という値が出たとする。100という値が真値であれば問題ないが，実際には95あるいは105かもしれない。100 ± 5（5：不確かさの大きさ2.5 × 2）を100と報告した場合，真値は95 ～ 105の間に95%の確率で存在し，報告値の信頼性は非常に高いということになる。測定した検査項目ごとに不確かさの大きさを設定し，検査データを保証することを一般に品質保証（精度保証）と呼んでいる。品質保証を実施するには，測定時だけではなく検査にかかわるすべての過程を総合的に評価する必要がある。検査データの保証のためには，「検体」，「測定」，「データ」の各々にかかわる要因がすべて適切に行われていなければならない（図1）[1]。

1. 検査前プロセス

　精確な検査結果を提供するためには，検査前の各プロセスが重要な要因となる。検査に関するさまざまな情報（検査項目，採取容器，採取方法，保存・搬送方法

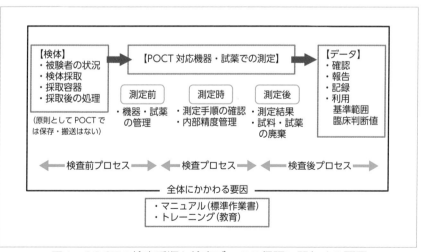

図1：POCTの検査手順と検査データの保証に関与する要因

(文献1の図を一部改変)

など）をどのように患者および検査の利用者に提供するのかが重要となる。さらにこれらの情報は臨床検査室以外の場所で採取される検体にも適用されるため，在宅医療の現場においても必要とされる。

(1) 検査項目と採取容器

　検体は検査項目ごとにそれぞれの測定法で検査を行う。血液検体を用いる場合は，採血する際に検査項目に合った採血管を使用して採血する（図2）。

　採血量が不足すると，採血管内の過剰な陰圧による溶血や赤血球内成分逸脱，クエン酸過剰，EDTAによる血球の変形などが発生する可能性がある。そのため，可能な限り指定量を採血する。そして採血後は直ちに穏やかに採血管を転倒混和する。

	生化学検査	緊急検査	血糖検査	血算検査	凝固検査	血沈検査
キャップの色	茶色	黄緑色	灰色	紫色	黒色	オレンジ色
項目	生化学（血清）	アンモニア，乳酸，ピルビン酸，他	血糖，HbA1c	血算，血液像，網赤血球，他	PT，APTT，フィブリノーゲン，他	血沈
使用期限	2年				1年	
剤形	トロンビン噴霧もあり	顆粒状もしくは噴霧状			水溶液	
採血管内成分抗凝固剤，他	①血清分離剤・ポリエステルゲル・アクリル樹脂ゲル ②凝固促進フィルム・シリカ微粒子・ガラス微粒子 ③プレーン	①ヘパリンNa ②ヘパリンLi	①フッ化Na＋EDTA-2Na＋ヘパリンNa ②フッ化Na＋EDTA-2Na＋クエン酸＋クエン酸Na	①EDTA-2K ②EDTA-3K ③EDTA-2Na	3.20%クエン酸Na	3.80%クエン酸Na

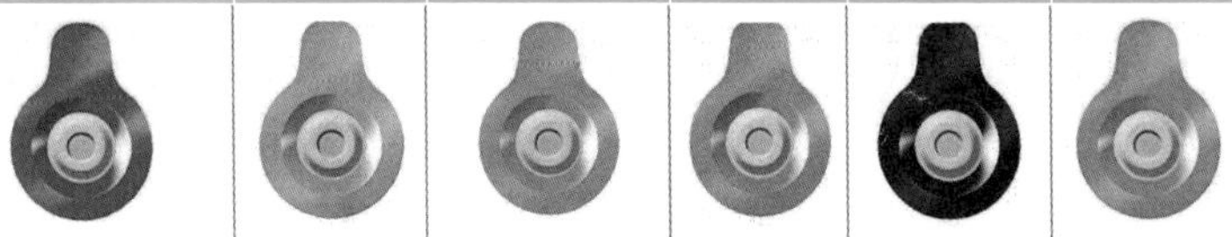

図2：採取管の蓋の色と抗凝固剤

(2) 検査項目と採取タイミング

　食事による変動，運動や体位による変動，服薬による変動，季節によって変動する季節差変動，日ごとよって変動する日差変動，1日のうちで検査データが変動する日内変動が認められる検査項目がある（表1）。このような検査項目は，検体採取のタイミングによって検査データに影響を及ぼす。そのため，検体を採取するタイミングに留意して検査データを解釈する。

(3) 検体の保存と運搬

　尿検体は室温で放置すると，細菌が繁殖したり，固形成分の変性が起こるため，正しい判定ができなくなる恐れがある。採尿後はできるだけ速やかに検査を行うことが望ましい。やむなく保存する場合は，採尿後2～3時間内であれば冷暗所保存とする。

　血液学検査では採血後の血液を長時間放置すると，血球の変形や溶血を招くので速やかに分析する。とくに凝固検査においては速やかに血漿を分離する必要がある。

　血清（漿）を試料とする場合，通常のルーチン検査の生化学検査項目は，室温2時間以内の放置では多少の変動は認めるもののとくに大きく検査値に変動

表1：変動を示す代表的な検査項目

日内変動	午前中高値	ACTH，コルチゾール，血清鉄，ビリルビン，カリウム
	午後高値	無機リン，総蛋白，尿酸
	夜間高値	成長ホルモン，TSH，尿素窒素
日差変動	中性脂肪，ビリルビン，血清鉄	
食事	食後上昇	血糖値，中性脂肪，インスリン
	食後低下	遊離脂肪酸，無機リン
運動・体位	運動後上昇	CK，LD，AST，遊離脂肪酸，乳酸，白血球数
	立位で上昇	総蛋白，アルブミン
その他	季節差	冬季上昇：総コレステロール，白血球数
	性周期	LH，FSH，性腺ホルモン，CA125
	妊娠　上昇	ALP，LD，AFP，総コレステロール，hCG，プロラクチン，白血球数
	妊娠　低下	総蛋白，アルブミン，ヘモグロビン

を及ぼさない（遠心分離までの許容時間は，最大2時間程度と考えられている）が，可能な限り速やかに遠心分離する。なお，血球中に多く含まれる物質（AST，LD，カリウムなど）は，全血で放置すると血漿中に逸脱し，さらに低温下で逸脱が加速されるので全血のままの冷蔵は禁忌である。

2. POCTの品質保証

POCT（Point-of-Care Testing）とは，被検者の傍らで医療従事者が小型で容易に持ち運べる簡便な測定機器や試薬などを用いて実施する検査の仕組みである。そのため，現在では在宅医療に活用されている。

病院や登録衛生検査所で主に使用されている大型測定装置では測定項目や検査装置の特性に応じて日常の内部精度管理，年に数回の外部精度評価が実施されており，それによって得られた測定結果の精確性が担保されている。一方，POCTでは適切な精度管理用試料の安定的な入手が困難なこともあり，精度管理が実施されていないことが多い。しかしながら臨床現場で迅速な病態の把握や治療方針の決定に使用されるPOCT対応機器・試薬の検査データは，他のPOCT対応機器・試薬や大型測定装置と良好な相関を示す必要性がある。

(1) 検査データの保証

検査データの保証とは，正しいデータが得られている裏付けをきちんとしておくことである。検体検査は検体を測定機器や試薬で測定することによってデータにする作業であり，POCTにおいても検査データの保証のためには，「検体」，「POCT対応機器・試薬での測定」，「データ」の各々にかかわる要因がすべて適切に行われていなければならない（図1）。

POCTによる検査データの保証に関する問題点・留意点は，「POCTガイドライン第4版」[2]に記載されている。ガイドラインに記載されている事項も含め，以下に問題点を列挙する。検査データの保証は，POCTの課題の1つである。

- POCTでは検体の保存と搬送の必要はなく，検体の採取とサンプリング法が問題となる。
- POCT対応機器は基本的にメンテナンスフリーであり，POCT対応機器によっては内部精度管理の実施が困難なものがある。
- LIS（Laboratory Information System），HIS（Hospital Information

System）との接続性は十分とはいえず，データ散逸の可能性がある。
- 複雑な操作は少ないので測定方法のマニュアル化は可能であるが，標準化については標準物質の一部にPOCT対応機器・試薬では適応できないものがある。また標準物質が定まっていない検査項目も多い。
- 現時点では外部精度評価はほとんど実施されていない。
- POCTでの測定にかかわるスタッフは，臨床検査技師以外の医療従事者（医師や看護師など）が多く，臨床検査に関する教育を十分に受けていない。
- POCTでは分析あたりのコストが問題となる。POCT対応試薬は一般的に検査室で実施される検査試薬に比較して1回の測定あたりのコストが高く，それでいて検査件数はあまり多くはないため，精度管理試料を分析することの費用負担はかなり大きなものになってしまう。
- POCTではチップ，カートリッジ，ストリップなど1回ごとに使い捨てのものが多く用いられているため，POCT対応試薬はロット単位でしか内部精度管理，外部精度評価が行えず，各試薬単位での精度管理は不可能である。

(2) POCTの品質保証の要求事項

　POCTの品質保証は，POCT対応機器・試薬の測定原理などによって大きく異なり，まったく行わない（行えない）ものから検査室と同様に行えるものまである。基本的には，センサーチップや試薬カートリッジなどの試薬を用いたものは，ロットや保存している容器（箱）単位での確認が必要になる。また血液ガスや生化学検査用のカセットやカード型のカートリッジなどは，内部校正を行う形で精度保証をしているものもある。定量検査用のPOCT対応機器は，当該メーカーが専用のQC（Quality Control）試料（精度管理物質）を準備しているため，これを用いて指示どおりに実施する。

　POCTの品質保証の要求事項は，ISO（International Organization for Standardization）22870の「POC検査–品質と能力に関する要求事項」[3]およびISO 15189の「臨床検査室–品質と能力に関する要求事項」[4]によることが適切である。検査前プロセスから検査後プロセスまでの要求事項は，検査前プロセスでは検査依頼，患者の準備および識別，試料の採取，必要な場合は試料の搬送，検査プロセスではメーカーによる検査手順の確認，メーカーによる

QC試料の測定による内部精度管理，検査後プロセスでは検査結果の吟味，試料・試薬の廃棄，IT（information technology）を利用した検査データの書式化と報告である。

(3) POCT対応機器・試薬の確認事項

　測定に用いる検体種，測定範囲，室温などの測定環境，チップやカートリッジなどの消耗品の保管と使用期限，干渉物質，機器の保守点検などが確認事項である。これらについて添付文書や取扱説明書の記載内容を確認する。

　POCT対応機器・試薬の測定性能についても確認する必要がある。添付文書や取扱説明書に詳細に記載されていない場合は，メーカーに問い合わせて確認する。

(4) 日常の管理（内部精度管理）

　検体を測定する直前に測定機器の状態をチェックするのが理想的であるが，POCTは頻回に実施される検査ではない。そのため，POCTでは測定の数時間（4〜8時間）以内にメーカーによるQC試料（1濃度でよい）による精密さ・精確さのチェックを行う。精度を確認するために広く行われているのがXbar-R管理図法であり，POCTでもQC試料を用いて日常的に精度管理図を作成し管理していく。なお，多検体処理タイプのPOCT対応機器の場合は，1日に1回程度，2濃度以上のQC試料による直線性の検定を行うことが望ましい。加えて定期的にPOCT対応機器の電気特性がチェックされていることが望ましい。

(5) マニュアル（標準作業書）とトレーニング（教育）

　検査データの品質保証を支えるための要因として，マニュアル（標準作業書）の整備とトレーニング（教育）が重要である。POCT対応機器・試薬の仕様はメーカーの責任において規格設定されているため，この仕様内で実施することが求められる。POCT対応機器・試薬の操作手順以外にもマニュアルには，検体のサンプリング法，測定機器や試薬の管理方法，トラブル対処法，検査データの判断のための資料なども整備されていることが望ましい。

　POCTを実施するのは検査の知識や操作について習熟していない医師や看護

師が多い。医師や看護師は，その専門性から検査の品質保証について詳細に把握していないのは当然である。したがって正しい検査データを得るためには，マニュアルの整備とともに測定者に対するトレーニングが必要である。POCTのトレーニングは，「POCT対応機器・試薬の測定操作」と「検査データの読み方や測定原理などの習得」に大別される。POCT対応機器の測定操作は簡便なものが多いが，検体の過不足や検体の状態，機器メンテナンスの良否が直接検査データに影響を与えることがある。またPOCT対応試薬での検査においては，非特異的反応や判定に測定者の主観が入るような方法（ラインの目視判定など）は注意が必要である。

　POCTは患者との接触が容易なことから，患者の容体と検査データの関係は重要である。そこでPOCTコーディネーターか臨床検査技師がPOCT対応機器・試薬の測定者に対して，操作法，性能，検査データの互換性，メンテナンスなどを指導・トレーニングすることが望ましい。

おわりに

　近年はPOCTが普及してきたこともあり，POCTによる検査データが検査室での検査データと同様に解釈されることが多くなってきた。POCTのメリットは検査データが簡便に，しかもリアルタイムに得られることである。これは検査データが臨床判断に直結しやすいということであり，正確でない検査データは誤った治療につながってしまう恐れがある。またPOCTは被検者が検査データを直接見ることができるため，誤った検査データが示されてしまうと，その後の診療に支障をきたすことがある。ゆえにPOCTによる検査データの品質保証は，検査室で実施される検査よりも重要であると言っても過言ではない。

■参考文献
1) 〆谷直人：POCTの精度管理. *MEDICAL TECHNOLOGY*, 45 (13)：1490-1493, 2017
2) 日本臨床検査自動化学会：POCTガイドライン第4版. 日本臨床検査自動化学会会誌, 43 (suppl-1)：31-40, 2018
3) ISO 22870：2006 Point-of-care testing（POCT）-Requirements for quality and competence
4) ISO 15189：2012 Medical-laboratories-Requirements for quality and competence

[〆谷直人]

12 臨床検査技師の取り組み

はじめに

　これまで臨床検査技師は病院などの検査室で勤務することが主であった。しかし在宅医療での臨床検査技師の活動の機会は増えている[1]。臨床検査技師が在宅医療にどのように貢献できるかを明示することが重要である[2]。

1. 業務の例

医師が行う検査
X線検査 血液ガス分析（動脈）
臨床検査技師が行う検査
血液検査(ベッドサイドで実施できる迅速生化学検査を含む) 細菌学的検査やウイルス抗原検査・PCR検査 病理学的検査 12誘導心電図・ホルター心電図 超音波検査 スパイロメトリー ポリソムノグラフィー オージオメトリー

2. 事例

【事例1】

迅速生化学検査にて低ナトリウム血症と診断した例

　病歴：

　83歳女性，アルツハイマー型認知症で，繰り返す誤嚥性肺炎のために胃瘻からの経管栄養を行っていた。

経過：

　訪問看護ステーションの看護師より「最近，ぼーっとしている時間が長く，会話が成立しない。認知症の影響かもしれないが家族が入院させるべきか迷っている。」と連絡があった。それを受けて医師より臨床検査技師へ迅速生化学検査と血糖測定の指示があり，直ちに患家へ臨床現場即時検査（POCT）機器を持参して急行した。テレビ電話での指示を仰ぎながら，迅速生化学検査・血糖測定を実施し，その場で報告した。その結果，血糖126mg/dL，Na 116mmol/Lと判明。主治医にテレビ電話にて報告し，意識障害は低ナトリウム血症が原因と考えられた。結果的に，患家での点滴によるナトリウムの補正で意識状態は改善し，入院を回避することができた。

解説：

　在宅医療を受けている高齢者はしばしば認知機能障害を有している。認知症の患者の意識障害は，背景に低血糖や電解質異常などの他の原因が存在することがあり，これらは治療可能である。当院ではAbaxis社のPiccolo Xpress®を用いて患家で生化学検査を行っている。0.1mLと少量の血液から12分で13項目の検査結果が確認できる（図1）。また小型で移動の際はキャリーバックに

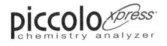

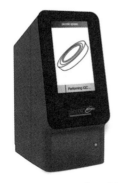

GLU	119	*	73-118	mg/dL
BUN	13		7-22	mg/dL
CRE	1.0		0.6-1.2	mg/dL
TBIL	1.3		0.2-1.6	mg/dL
ALB	3.7		3.3-5.5	g/dL
ALT	30		10-47	U/L
AST	34		11-38	U/L
CK	127		39-380	U/L
AMY	53		14-97	U/L
NA+	132		128-145	mmol/L
K+	4.1		3.6-5.1	mmol/L
CA	9.1		8.0-10.3	mg/dL
CRP	5.74	*	0.00-0.75	mg/dL

図1：Piccolo：Xpress®と検査可能な検査項目

入れ持ち運び可能である。高齢者が入院すると，たとえ原因となった疾患が良くなったとしても，入院中の環境変化や食事制限，ベッド上安静の影響で介護依存度が大きくなって退院することが多い。そのため予防可能な入院は在宅医療の中で回避することが求められる。

【事例2】
「病診連携を円滑にするPOCT」
迅速生化学検査にて高CRP血症を認め入院加療となった小児患者

病歴：

　当院は高齢者だけでなく小児に対する在宅医療も行っている。12歳男性，脳性麻痺のために気管切開され人工呼吸器を使用している。また胃瘻が造られているがたびたび肺炎を繰り返している。発語は不能で表情や眼・上肢の動きなどで意思疎通を図っている。病院主治医のもとに2カ月に一度通院しており，当院では自宅療養中の医学管理を訪問診療で行っていた。

経過：

　患児の母より37.8℃の発熱と連絡を受け，まず臨床検査技師がPOCT機器を持参し迅速生化学検査を実施した（図2）。検査中の患児の母との会話から「CRPが8.0を超えていたら病院を受診してくださいと病院の主治医の先生には言われています。でも人工呼吸器を積んで連れて行くのも大変だし，下の子供もいるからできれば家にいたいですが。」と話を聞くことができた。検査結果はCRP 8.8mg/dL。当院の主治医から病院主治医へ連絡し患児の母を交え協議した結果，入院療養となった。7日間の入院にて改善し自宅療養に復帰している。

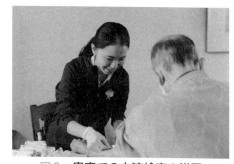

図2：患家での血液検査の様子

解説：

　小児在宅医療を受ける患児の多くが人工呼吸器管理，経管栄

養，持続吸引などの医療行為を必要としている。そのため病院に受診する際に
も車に医療機器を携えて行かなくてはならず家族の負担は大きい。一方で小児
は高齢者のエンド・オブ・ライフケアとは異なり積極的治療や救命が重視され
る場合が多く，病院受診のタイミングを逸することはできない。病院の主治医
と在宅医療の主治医との二人主治医制で連携をとりながら自宅療養中のケアも
行われている。院外の医師と連携をとる場合，客観的評価である検査値は信頼
性が高い。POCT を用いて迅速に入院調整を行うことができた例であった。

【事例3】
超音波検査にて尿閉を確認して速やかに導尿を行った例

病歴：

　82歳男性，3年前の脳梗塞のために左片麻痺。嚥下機能の衰えとともに食事
の量が減ってきている。過去に前立腺肥大を指摘されたことがあるが，脳梗塞
の発症以降は泌尿器科への通院はしていない。

経過：

　訪問看護師から3日前より尿の量が少ない，尿パットに少量確認できる程度
であると連絡を受ける。下腹部の膨隆は元来体格がよくはっきりしない。3日
間食欲がなくあまり食事を摂れていないという。脱水による尿量低下か前立腺
肥大による尿閉かの鑑別が必要と考えられ，臨床検査技師へ残尿測定のための
超音波検査の指示が出た。尿閉である場合，速やかに看護師による導尿が必要
であるためカテーテルも持参した。超音波検査にて明らかに拡張した膀胱と両
側水腎症の所見を認めた。医師がテレビ電話でモニターを確認し，同席した訪
問看護師に尿道カテーテルの挿入を依頼した。導尿にて1,100mLの排尿を得
られた。

解説：

　当院ではGE社のVscan Dual Probe®を使用しているが，小型のため持ち運
びは容易で起動も早い（図3）。尿閉や水腎症の確認程度であれば誰でも容易
に行える。質的評価はやや困難である場合もあるが量的評価であれば十分可能

である。超音波検査はプローブを当てるだけで患者に侵襲を伴わず実施できるため積極的に行いたい。前立腺肥大などによる尿閉と脱水による無尿では治療方針が大きく異なるため確実な鑑別が必要である。また，訪問看護師との連携は在宅医療の肝である。本例では，臨床検査技師が医師との間に入ることで，電話連絡から超音波検査，カテーテルの提供，挿入の依頼までスムーズに協働することができた。

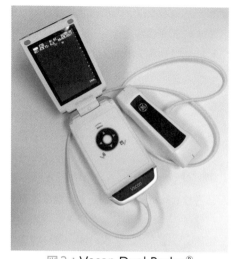

図3：Vscan Dual Probe®

【事例4】
ホルター心電図の結果からペースメーカーが挿入され一人暮らしを続けることができた例

病歴：

　88歳女性，脳梗塞の後遺症として右片麻痺あり。右大腿骨頸部骨折の後に歩行ができなくなり車椅子移動となった。高齢で一人暮らしではあるが車椅子を自身で操り，訪問看護や訪問介護などのサポートを受けながら比較的自立した生活を送っている。認知機能に問題はなく，インターネットを使いこなし紙パンツなどの生活に必要な物をネットショッピングで揃えている。

経過：

　訪問診療が開始された当初より脈が遅いことを指摘されていた。そのため12誘導心電図（図4）を行ったところペースメーカーが考慮される程度の洞性徐脈が確認された。患者と主治医とともに協議した結果，高齢で車椅子生活であり，徐脈による症状がなく，まだ退院して間もなく再入院は避けたいという患者本人の意向があることからペースメーカーの挿入は見送られた。しかし，

自宅療養生活が長くなると徐々に生活動作の強度も上がり、車椅子に乗りながら台所で調理もするようになった。その頃から意識が遠のくような発作が起こるようになり、一人暮らしであることから本人の不安が募りじっとしている時間が多くなってしまった。そこで再度徐脈の精査をすることになり、24時間ホルター心電図が予定された。

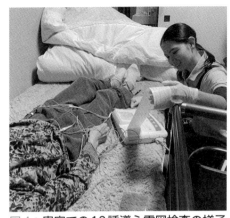

図4：患家での12誘導心電図検査の様子

　ホルター心電図は軽量で入浴も可能な日本光電の長時間心電図記録器RAC-5103®を使用している。在宅医療では患者の生活動作は比較的少ないことから、ホルター心電図を装着することのストレスは大きくない。当院では臨床検査技師が装着時と終了時に2日続けて訪問する。検査データはインターネットを介して解析センターに送られ1週間程度でレポートが返送される仕組みになっている。ホルター心電図の結果から、ペースメーカーの適応である洞不全症候群と診断された。再度話し合いの場がもたれ、その際に患者本人も「気が遠くなる怖さをなくして家でまだまだ元気に暮らしたい」と述べられた。すぐに病院との調整を行い、循環器内科に入院しペースメーカー挿入の後、8日間で退院した。その後は、意識消失はなくなりリハビリにも積極的に取り組むようになった。

解説：

　2006年に在宅療養支援診療所の制度が創設され、今日まで在宅医療は変化してきた。当初は在宅看取りが主たる役割と認識されてきたが、年々見守るだけの在宅医療から質の高い在宅医療へシフトしている。今後、対象となる高齢者が増えるにつれ疾患も多様化しさらにその傾向は強まることが予想される。質の高い在宅医療には制度の高い多種多様な検査が必要で、今後臨床検査技師が活躍する余白は多いと感じている。本例では高齢であることなどからペースメーカーの埋め込みが躊躇されたが、ホルター心電図を行うことで不整脈の詳

細が明らかになり積極的な治療に踏み切った。結果的に，Quality of Life（QOL）の保たれた一人暮らし生活を長く行うことができた。

【事例5】
高齢者施設で発生した新型コロナウイルス感染症に対して集団PCR検査を行った例

経過：

　2020年12月X日14時に当院が訪問診療を行う患者が居住するグループホームの職員がPCR検査により新型コロナウイルス感染症と診断された。保健所よりすべての入居者と施設職員にPCR検査を求められ，15時に当院へ検査の依頼があった。当日は3名の医師が訪問診療のために地域を回っていたが，予定された診療の途中であったため以後に診察予定の患者への感染拡大のリスクを懸念し，クリニックから臨床検査技師1名が施設に出向き検体採取を行うこととなった。個人用防護具（PPE）を着用し，16時に施設のエントランスにて入居者と施設職員の鼻腔ぬぐい液を採取。外部委託する検査会社に提出し翌日に全員陰性と判明した。

解説

　新型コロナウイルス感染症の流行下での臨床検査技師の業務が注目されているが在宅医療でもそれは同様である。鼻腔ぬぐい液の採取が可能である臨床検査技師はPCR検査のための検体採取で活躍した（図5）。特に高齢者入居施設では介護そのものが密着する機会が多いため施設職員の感染のリスクが高い。さらに，認知症の入居者にはマスクや手洗いなどの感染対策を徹底することも困難であるため，いったん施設内で感染が発生すると，多くの入居者や職員が濃厚接触者となる。そのため感染者が発生した場合には全体で可及的速やかにPCR検査を行い，感染拡大を防止する必要がある（2021年11月現在）。また在宅医療を必要とする患者は高齢で多数の基礎疾患を抱えるため，新型コロナウイルスに感染した場合に重症化の可能性が高い。そのような患者に頻回に接する医療・介護従事者は対策を徹底し，自らが感染するリスクを最小限に抑える必要がある。医療・介護従事者の感染により，他の在宅療養患者への感染拡大

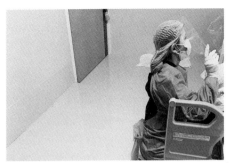

図5：高齢者入居施設における新型コロナウイルスに対するPCR
検査のための鼻腔ぬぐい液採取の様子

を引き起こす危険性があるためである。したがってPCR検査を実施する際に
は限られた医療従事者で対応に当たることが望ましい。本例では臨床検査技師
が迅速かつ単独で検査を実施することにより，感染拡大のリスクを抑えること
ができた。

【事例6】
筋萎縮性側索硬化症（ALS）患者へのスパイロメーターが多職種連携を円滑にし
た例

病歴：

　56歳男性。3年前にALSの診断を受けた。一人暮らしで親戚とは疎遠である。
介護保険のサービスを利用し，なんとか自宅療養を続けている。患者本人は自
宅療養の継続を希望していたが，ケアマネジャーから肩呼吸と呼吸機能低下の
ため独居生活は危険ではないかと意見があった。

経過：

　介護保険のサービスに関係する多職種が話し合うサービス担当者会議が開か
れ臨床検査技師も参加した。患者いわく「まだ何とか歩けるので自宅で過ごし
たい。前回の呼吸機能検査のときは入院中で調子が悪かったし緊張していた。
家で苦しくなったこともない」。しかし，ケアマネジャーやリハビリ職からは

夜間の低酸素血症や突然死を心配する声があがり，それとなく施設入所も提案されていた。一方で訪問看護師は「本人の希望が一番尊重されるべき。自宅にいさせてあげたい。」と主張している。そこで，まず患家でスパイロメトリーと夜間酸素飽和度モニタリングを行い，その後に療養場所の検討を行うこととなった。スパイロメトリー当日，初めは指示通り上手く実施できなかったが何度か繰り返して検査を終えた。結果は基準値よりやや下回っていたものの正常範囲内で夜間酸素飽和度の低下もなかったため，自宅療養は継続可能と考えられた。医師からの結果説明の電話後に患者は安心した表情で以下のように話された。「この結果によっては家で過ごせなくなるのではないかと思い最初は緊張した。でも自分の家なので落ち着いて自分のペースで検査ができた。技師さんが自分の気持ちを汲んでやり方を教えてくれたからいい結果が出たのかな。最近はできないことが増えて落ち込んでいたけれど，今日の検査結果を聞いてまだまだ頑張ろうって思えた。ありがとう。」

解説：

　サービス担当者会議とは，ケアマネジャーが作成したケアプランの内容を各サービスの担当者が集まって検討する会議である。当院では臨床検査技師もクリニックを代表して参加することがあるが，患者の生活を支える介護保険サービスの実際を知るよい機会となる。

　本例のように多職種が集う会議では職種間での信念対立といわれる意見の相違がよく起こる。信念対立とは，立場や価値観の違いから生じる対人関係上の問題のことで，多職種連携はさまざまな専門性をもつ医療・介護従事者が協働するため信念対立が生じやすい[6]。各職種の考えを尊重した上で結論を導き出していく必要があるが，検査結果はその際にひとつの判断材料となる。本例は，患家での検査が信念対立の解消の糸口となった例である。

　さらに本例のように検査場所が結果に影響を与える場合があり，スパイロメトリーのような患者に協力を求める検査の場合は注意が必要である。特に入院中，病院での検査は疾患，食事制限，ベッド上安静などのため体調が優れない中での検査であり，また緊張感もあることから結果は実態より過小評価される可能性がある。例えば嚥下機能評価の場合，病院では嚥下能力が著しく低下していた方でも，患家で検査をすると経口摂取可能と評価されることも珍しくな

い。

　またALSは運動ニューロンが
障害され全身の筋力低下を進行
性にきたす原因不明の神経変性
疾患である。平均3年程度で人
工呼吸器装着または死に至る[7]。
そのため患者の精神面へのケア
も必須である。人工呼吸器を開
始する時期を計らう必要があり，
そのためのスパイロメトリーは

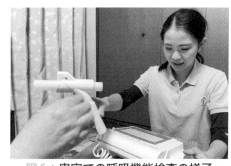

図6：患家での呼吸機能検査の様子

まさに患者の今後を左右する検査であろう。検査中の緊張は当然である。病歴
や生活背景を知る在宅医療の臨床検査技師だからこそ共感的なコミュニケー
ションで検査を実施することができ，結果的に正しい結果を導き出すことがで
きた（図6）。

【事例7】
在宅輸血のための訪問中に意思決定支援に貢献した例

病歴：

　53歳女性。肺がんに発作性夜間ヘモグロビン尿症を合併している。発作性
夜間ヘモグロビン尿症による貧血に対して，これまで病院に通い定期的に濃厚
赤血球の輸血を行っていた。

経過：

　肺がんの進行により在宅緩和ケアへ移行され，輸血も在宅医療で引き継ぐこ
ととなった。輸血前後にはクロスマッチなどの血液採取が多く，臨床検査技師
がその都度患家へ訪問する。訪問が頻回になるとおのずと患者との関係性が深
まる。採血の際に「ずっと迷っていたけれど，家族とともに最期までここ（自
宅）で過ごしたい。ここで素の自分で旅立っていきたいと思う。」と語られた。
いよいよ最期の時が近づきベッドで寝ている時間が長くなった頃に，輸血後の
感染症検査のために訪問した際には，「家で輸血できてよかった。病院にいて

も今の時期（コロナ禍で）は面会もできないし。家だと好きなことができて娘にも会えた。家で輸血ができると思うだけで安心だった。」と話してくださり，その5日後に逝去された。後日ご家族が来院され，「本人の思うとおりに最期まで過ごせたと思います。家族にとって貴重な時間になりました。」と伝えられた。

解説：

　日本赤十字社への血液製剤の発注，納品後・移動中の温度管理なども臨床検査技師が行い得る（図7）。また，前述のとおり輸血前後のクロスマッチ，感染症検査など頻回に要する血液検査も行う。蛇足ではあるが当院は以前，在宅での輸血を行えなかった。しかし，病院で輸血部に所属していたことのある臨床検査技師が入職したことをきっかけに血液製剤を管理する環境を作り，輸血に対応できるクリニックとなった。在宅で輸血をするクリニックは少なく，臨床検査技師の存在がクリニックに付加価値を与えた例である。そしてこのことからわかるように，臨床検査技師としての経歴が在宅医療の世界に入ることで分断されるわけではない。これから在宅医療にチャレンジされる方にはこれまでの経験を発展途上である在宅医療分野に活かし，将来に寄与して欲しいと思う。

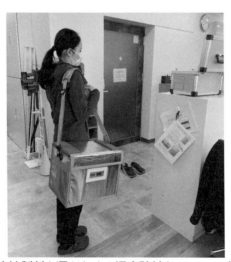

図7：血液製剤を運ぶための温度計付きクーラーボックス

そして本例では，訪問中の会話が患者の「意思決定支援」となった。病院と異なり検査をするのは患者の生活の場である。そこでの会話も紋切り型ではそぐわない。エンド・オブ・ライフケアでは職種によらず援助的なコミュニケーションで患者の内面的な苦痛を和らげるよう努める[8]。結果的に本例では臨床検査技師が患者の真の思いを引き出し，その後の医療の方針を決めた。

おわりに

臨床検査技師の取り組みが広がっている。臨床検査技師が心機能を測定している[9] ここで紹介した事例の他にも，首都圏で有料老人ホームなどの高齢者が入居する施設への訪問診療を中心に行っているクリニックグループでは，臨床検査技師のチームがグループ全体の検査業務を担い，地域を移動して検査を行うことで業務の効率化を図っているという例もある[2]。今後，さらに多くの取組みが集積されることで在宅医療における臨床検査技師の業務は洗練され，その役割が他の職種にとっても明確になるだろう。

■参考文献
1) 小谷和彦. 在宅医療における臨床検査の動向. 臨床病理, 68 (2), 230-232, 2020.
2) 在宅業務推進ワーキンググループ一般社団法人 日本臨床衛生検査技師会. 臨床検査技師による在宅医療推進のための提言書. http://www.jamt.or.jp/data/committee/
3) 狭山市（ホームページ）. 狭山市の世帯と人口. https://www.city.sayama.saitama.jp/shisei/tokei/
4) 日本医師会. 地域医療情報システム（JMAP）. https://jmap.jp
5) 松村敬久. 生理検査室の展望. 臨床病理, 66 (7), 762-766, 2018.
6) 大岸太一, 京極真. 信念対立における要因と反応測定尺度（ABC-FR：Assessment of Belief Conflict for Factor and Response）の尺度特性の検証. 日本臨床作業療法研究, 1 (6), 52-59, 2019.
7) 日本神経学会（監）. 筋萎縮性側索硬化症診療ガイドライン2013. 南江堂, 東京, 2013.
8) 小澤竹俊. エンドオブライフ・ケアの現状とこれからの医療・看護に求められる役割. エンド・オブ・ライフケア, 5 (3), 2-7, 2021.
9) 小針幸子, 田中宏和, 弓野大. 心不全の在宅管理・臨床検査技師の挑戦. 臨床病理, 67 (4), 375-381, 2019.

[杉原明美・鬼澤信之]

13 薬剤師の訪問活動

はじめに

　薬剤師も在宅医療に関わる機会が増えており，薬物療法も徐々に発展している。同時に，薬剤師の業務において血液検査値や画像検査のデータの活用が必要になってきている。それを実感した事例を提示する。

【事例】

　75歳・男性，胃癌末期，心房細動で，在宅にて療養中であった。

　心房細動によって抗凝固薬のワルファリン（warfarin［Wf］）3.25 mg/日で服用中に血液検査でPT-INRは2.35前後で経過していた。癌性疼痛の増強により，オキシコンチンTRをオキシコドン（注射薬）による持続皮下注に変更し，ジクロフェナクNa坐剤を追加する変更があった。これらの変更した薬剤とWfとの相互作用（蛋白結合率の変化や肝薬物代謝酵素CYP2C9阻害による）はあり得るため，PT-INRの測定を在宅担当医と相談した。訪問看護師が採血を実施し，検体を持ち帰って測定を行った。検査結果をICTでリアルタイムに確認すると，PT-INR，PT活性は思いのほか低くなっていた。在宅担当医とやりとりして，この時はWfの服用を中止し，ビタミンK製剤の投与で対応した。その後，PT-INRを適時に測定し，在宅医療を継続したままで，至適Wf量を得ることができた。

【解説】

　高齢者は心房細動を来しやすい。在宅医療でもこの心房細動の慢性管理は重要である。Wf以外の抗凝固療法もあるが，諸般の事情でWfを用いているケースも依然としてみられる。日本の高齢者におけるWf服用時のPT-INR管理目標値は1.6 〜 2.6とされている[1]。PT-INRが1.6未満で脳梗塞など重篤な血管性イベントの発症が増加する一方で，PT-INRが2.6を超えると重篤な出血イベントの発症が増加する。今回の事例では，Wfとの相互作用について熟知した薬剤師が起点となって，血液検査を実施することで，出血イベント対策ができたと考えられる。在宅医療の現場でも，病院と同じように臨床検査を実施し，

そのデータを確認することで，在宅薬剤業務を安定して提供できる。より容易に検査結果が閲覧できるICTツールの使用もこの業務には必要である。なお，PT-INRはPOCTでも実施できる[2]。

おわりに

在宅医療での薬物療法の拡充とともに，臨床検査の実施とそのデータの活用は必須になってきた。通常の業務の中でも，患者が持参した臨床検査情報や，院外処方箋に記載されている検査データを利用する機会が増加している。検査値の変化から薬剤の副作用を推定し，投薬の変更や調整を図ることも時にある。

■参考文献
1) 脳卒中合同ガイドライン委員会. 脳卒中治療ガイドライン2009.
2) 窓岩清治：PT-INRのポイントオブケア検査　血栓止血誌, 23 (6), 580-584, 2012

【藪上真弓】

14 管理栄養士との連携

はじめに

　肥満症や糖尿病などの生活習慣病や低栄養といった栄養ケアの必要な在宅療養者は，管理栄養士による訪問栄養食事指導を受けられる。管理栄養士は食の面から療養者・家族を支える。在宅医療において栄養管理を実施するために臨床検査は利活用される。

【事例1】

　80歳，女性。身長154cm，体重49.8kg（通常時体重58kg），体格指数（body mass index：BMI）21kg/m²。高血圧症，脳梗塞，パーキンソン病，脊柱管狭窄症を有し，自宅療養になった。夫との二人暮らしで夫が調理を担当していた。週に2回の通所リハビリに通っており，ある時，そのスタッフから「最近，兄弟姉妹やかわいがっていた犬を相次いで亡くし，精神的に落ち込んでおり，食事が摂れていないと本人が言っている。体重減少や疲労感も見受けられる。」との報告があり，在宅医療の担当医から訪問栄養食事指導の依頼があった。訪問して，いくつかの観察を行った。

　高齢者の栄養状態を評価するために用いられる簡易栄養状態評価表による栄養スクリーニングを実施した[1]。過去3カ月での中等度の食事量の減少（1点），過去3カ月での1～3kg程度の体重減少（2点），ベッドや車椅子を離れられるが歩いては外出できない状態（1点），精神的な問題はない状態（2点），BMIは21以上23未満kg/m²（2点）であり，スクリーニング値（合計で8点）から低栄養のおそれがあると判定された。

　食事内容を聞き取ったところ，朝食：ピザトースト1/2枚程度，大根スープ，ほうれん草のソテー，昼食：市販の茶わん蒸し1個，夕食：刺身，肉じゃが，御飯50g程度であった。推定エネルギー摂取量は1,000kcal/日程度（必要栄養量1,600kcal，充足率62.5％）であり，エネルギー摂取不足と栄養診断した。

　口腔内を観察したところ，自歯はすべて虫歯によって歯根が残存しているのみであり，上下前歯のみが差し歯の状態であった。口腔内乾燥がひどく，在宅医療担当医から人工唾液スプレーが処方されていたが，会話の途中に乾燥で滑舌が悪

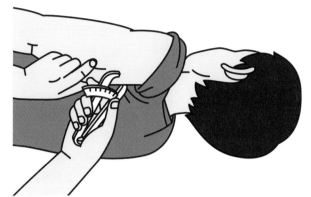

図1：アディポメーターを用いた上腕三頭筋皮下脂肪厚の測定

くなり，また，食事が喉を通りにくいとのことであった。

　上腕三頭筋皮下脂肪厚（TSF：triceps skinfold）を計測すると10.1 mmであり，％TSFは77.8％と低栄養が示唆された（JARD 2001：80〜84歳のTSF基準値は12.98±5.90（mm））（図1）。在宅医療担当医と話し合い，採血を実施したところ，アルブミン，コレステロール，コリンエステラーゼの低下が認められた。

解説：

　本例のように栄養管理を必要とする在宅療養者は少なくない。本例では，兄弟姉妹や飼い犬が亡くなったイベントに加えて，自歯の欠損や唾液の減少といった口腔内トラブルがあり，食形態と口腔機能の不一致が食事量の不足を来し，体重減少が顕著になったと考えられた。

　BMIは21 kg/m^{2}と基準範囲内にあるように見えるが，厚生労働省によると70歳以上の高齢者については21.5〜24.9 kg/m^{2}を基準にしている。これに加えて，直近の3カ月での体重減少も，低栄養の存在を示唆する。上腕周囲長の（腕の太さ）は体脂肪量と筋肉量の総合的な指標であり，慢性的な栄養不良の場合には，筋肉と体脂肪の減少は血液検査の変化よりも先に生じると言われている[2]。本例では，血液検査でも低栄養を裏付けるデータが見られ，血液検査項目を含めて栄養管理が必要と判断できた。

　実際には，現在の口腔機能でも飲み込みやすく，かつ少量で高熱量となる食事内容とし，調理の工夫の指導（ピザトースト→フレンチトーストに変更する

ことでパサつきをなくし，かつ高栄養にする，食事にマヨネーズ等のオイルを
追加する）や，少量頻回食の提案を行い，リハビリ時には水分補給を栄養補助
食品の摂取に替えた。また，口腔体操の実施指導を行った。

【事例2】

　75歳，男性。身長168cm，体重48kg（通常時体重55kg），BMI 18.2kg/m^2。
胃がんで入院し，幽門側胃切除が施行された。術後に，食事摂取（必要栄養量
1,800kcal）が進まず，退院後には徐々に通院が困難となり，訪問診療が開始
された。それに伴い，管理栄養士による月1回の訪問栄養食事指導も開始となっ
た。栄養管理においては，食事摂取量の過不足の判定，少量でも効率良く栄養
補給ができるような食事の提案を行った。ある時，介護者である妻から，「最近，
食べられる量が増えてきた。体重は48kgからしばらく増えていなかったのに，
今朝，測ったら50kgになっていた。やっと体重が増えてきて嬉しい。」との報
告があった。食事摂取量を確認したところ，以前と同様の1,400kcal程度のま
まであり，1カ月で2kgの体重増加は考えにくかった。そこで，訪問看護師と
連携し，バイタルサインを確認すると，脈拍が40拍／分程度といつになく少な
く，さらにフィジカルアセスメントを行ったところ，足背と手背に＋3（中等症）
の浮腫が見られた。体液貯留による体重増加を考えて，在宅医療担当医に直ち
に報告したところ，入院加療となった。心不全を来しており，入院時の血液検
査では，貧血，低アルブミン血症，低ナトリウム血症が見られた。

解説：

　低栄養と関連して心不全への早期対応が必要な例であった。低栄養で起き得
る血液成分の変化を想定しつつ，全身状態を観察することが肝心であった。
　在宅医療には多職種が携わる。体重増加が栄養の改善を純粋に意味するのか，
何らかの異変を示唆するのかについては多くの職種が対応できるようでありた
い。この際の鍵の1つにバイタルサインがある。バイタルサインは呼吸，体温，
脈拍，血圧を含む（表1）[2]。いつもと異なるバイタルサインが見られたら慎
重な対応を心がける。

表1：バイタルサインの基準

項目	基準値
呼吸	成人：12 〜 18回/分，小児：新生児：30 〜 60回/分，6歳児：18 〜 25回/分，65歳以上：12 〜 28回/分，80歳以上の高齢者：人によっては減少傾向
体温	36.5±0.5℃
脈拍	およそ50 〜 100回/分
血圧	収縮期血圧135mmHg未満，拡張期血圧：85mmHg未満

(文献3一部改変)

おわりに

　在宅医療において栄養管理をしていく上では，食事に関する評価を軸に，フィジカルアセスメントに，臨床検査値を適宜加えながら進めることが大切である。食のケアは在宅生活を送るうえで重要な要素の1つであり，在宅栄養管理については臨床検査専門家を含む多職種で連携し迅速な対応が求められる。

■参考文献
1) 宮司智子, 小谷和彦, 田中弥生. 在宅医療における栄養ケアプロセス. 医療と検査機器・試薬. 8月号, 2022, 45 (4) 226-230.
2) 大柳治正. 栄養状態と生理機能：日本静脈経腸栄養学会編 コメディカルのための静脈・経腸栄養ガイドライン, 南江堂, 2000, p5.
3) 谷口英喜. はじめてとりくむ栄養管理のためのフィジカルアセスメント. P12. 20-21医歯薬出版, 東京, 2020.

[宮司智子，田中弥生]

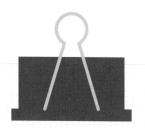

コラム 1

POCTに関する
専門的人材の育成と確保

　臨床検査は精確に実施される必要がある。在宅臨床検査でも相違ない。検体検査の精度の確保（平成30年度医療法改正）の中では，精度の確保に係る責任者の設置，精度の確保に係る各種標準作業書・日誌等の作成，内部精度管理の実施，外部精度管理調査の受検，そして研修の実施が求められている。この法のもとでは，全医療機関（歯科医療機関，助産所を含む）における検体検査が対象になり，Point-of-Care Testing（POCT）もその対象である。医療機関の臨床検査室での測定と異なり，在宅医療で多用されるPOCTは，臨床検査技師のみならず，医師や看護師によって実施されることが多く，職種を超えた精度の確保への認識と技能を保証すべきと考えられる。

　一般社団法人日本医療検査科学会と，公益社団法人日本臨床検査同学院では，POCTに係る資格認定制度を施行している。認定POCコーディネーター資格制度；日本医療検査科学会[1, 2]は認定POCコーディネーター試験を実施している。この合格者は，POCT対応機器・試薬の選択，保守管理，測定者の教育訓練および検査結果の精度保証に関する知識と技能を保有しているとして認定POCコーディネーターの称号が付与される。学会員で，学会が指定する講習会やセミナーに参加した場合に受験できる。セミナーでは，座学に加えてPOCT対応機器・試薬のハンズオン実習を行う。なお，5年ごとの認定更新制である。POCT測定認定士制度；日本臨床検査同学院[3]では，内閣府事業としてPOCT測定認定士試験を実施している。この合格者には，POCTに必要な知識と技術の正確さ・精密さを認定する。なお，5年ごとの認定更新制である。

　いずれも，必ずしも臨床検査技師を資格認定職種としていない。これらの認定制度は，POCTの精度の確保に関わり，在宅臨床検査への寄与も期待される。

■参考文献

1) POC ガイドライン第4版. 日本医療検査科学会　2018.
2) 認定POC コーディネーターの基礎知識. 日本医療検査科学会　2021.
3) POCT 測定認定士教本改訂第2版　日本臨床検査同学院　2021.

[小谷和彦，山中　崇]

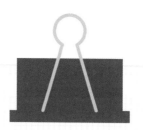

コラム 2

臨床検査技師の卒前教育と在宅医療

　臨床検査技師等に関する法律が2021年に改正された。約22年ぶりの改正である。臨床検査技師学校養成所指定規則及び臨床検査技師養成所指導ガイドラインも改正され，2022年4月の入学者から臨床検査技師の卒前教育内容が大きく変わった。この背景はチーム医療の推進による臨床検査技師の役割の拡大や検査機器の高度化などの取り巻く環境の変化に対応するためとされている。特筆すべき点はその教育目標の中に「在宅医療，地域包括ケアシステム」が入り，「在宅や介護といった訪問医療等」が臨地実習先に明記された点である[1]。在宅医療現場に出向く臨床検査技師も少しずつ増えている。臨床検査技師は検査値から病態を考え，加えて超音波検査も実施可能であり，在宅医療のチーム医療でも活躍が期待される。

■参考文献
1）坂本秀生．臨床検査技師卒前教育の改正と臨地実習の在り方について．臨床検査学教育．14(1)：30-37，2022

[坂本秀生]

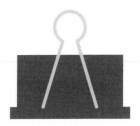

コラム 3

パニック値への心構え

「パニック値（critical value）」とは「生命が危ぶまれるほどの状態にあることを示唆する検査の異常値」である[1]。その把握には臨床的な診察所見はもちろん重要であるが，臨床検査によってはじめて明らかになる[1]。在宅医療ではその「パニック値」への心構えが必要な場面が時に出てくる。パニック値の把握にはとりもなおさずPOCTが有用である。例えば，低血糖は最初に症状が起きた際に対処すれば回復することはよく知られており，その血糖のパニック値は50mg/dL以下を目安にすることが多い。しかし，血糖自己測定器（SMBG機器）の中には，ケトン値から血糖値を表示する機器もあり，投薬（干渉物）の影響を受けて偽高値または偽低値になることがある。厚生労働省医薬食品局は「簡易血糖自己測定器は血糖値コントロール把握が目的で，緊急時や輸液等の処置施行時は自動分析機器等で測定した血糖値を基に対処」することとして注意を喚起している[2]。いずれにしても，パニック値と思ったら，医師をはじめとする周囲のスタッフに連絡することが重要である。血糖に限らず，日本臨床検査医学会のチーム医療委員会では「パニック値」の一覧を例示しているので参照されたい[3]。在宅医療の現場でのパニック値の対応については，日ごろから話し合いをするように勧めたい。

■参考文献
1) Lundberg GD：When to panic over abnormal values. Med Lab Obs 1972；4：47-54.
2) 簡易血糖自己測定器・自己血糖検査用グルコースキット（補酵素としてPQQを利用しているGDH法）に関する安全対策について
https://www.mhlw.go.jp/houdou/2005/02/h0207-1.html＃1
3) 臨床検査「パニック値」運用に関する提言書
https://www.jslm.org/committees/team_med/panic_2021.pdf.

［坂本秀生］

付　録

1. 生化学関連検査装置・試薬

	機器・試薬名	測定項目	検体	
装置	コバス b 101 プラス	HbA1c 総コレステロール トリグリセライド HDL-コレステロール CRP	全血	
試薬	コバス b 101用 脂質測定試薬 ディスク	総コレステロール, トリグリセライド, HDL-コレステロール	全血, 血漿	
試薬	コバス b 101用 CRP測定試薬 ディスク	CRP	全血, 血漿, 血清	
装置	アフィニオン 2	HbA1c, 脂質, ACR, CRP	全血, 血清, 血漿, 尿	
試薬	アフィニオン リピッド パネル	総コレステロール, HDL-コレステロール, トリグルセライド	全血, 血漿, 血清	
装置	ポケットケムBA PA-4140	NH_3	全血	

2. 糖尿病関連装置・試薬

	機器・試薬名	測定項目	検体	
装置	HemoCue Glucose 201 DM RT アナライザ	グルコース	キャピラリー全血 EDTA加全血 ヘパリン加全血 フッ化ナトリウム加全血	
試薬	HemoCue Glucose 201 RT マイクロキュベット シングルパック	グルコース		
装置	ポケットケムBG PG-7320	グルコース	全血	
装置	グルコカード プライム（GT-7510）	グルコース	全血	
装置	メディセーフフィットスマイル（機器）	グルコース	全血	
装置	アントセンス デュオ	グルコース	全血	
装置	ワンタッチベリオビュー	グルコース	全血	
装置	ワンタッチベリオリフレクト	グルコース	全血	
試薬	ワンタッチベリオセンサー	グルコース	全血	

測定方法	結果判定・表示	寸法(cm) W×D×H/重量	バッテリー駆動	携帯性	企業番号
A/B/D	LCD	13.5×23.4×18.4/2.0kg（ACアダプター除く）	----	○	29
B					
D					
A/B	LCD	200×328×186/3.4kg	----	----	3
B					
C	LCD，印刷	12.4×8.5×3.8/0.15kg	○	○	1

測定方法　A：ラテックス免疫凝集阻害法，B：酵素比色法，C：反射測光法

測定方法	結果判定・表示	寸法(cm) W×D×H/重量	バッテリー駆動	携帯性	企業番号
A	LCD	9.3×17.0×5.0/350g	○	○	28
A		100テスト			
B	LCD	6×11.9×3.5/120g	○	○	1
B	LCD	45(W)×120(H)×14(D)mm/82g	○	○	
	LCD	105×48×23/80g	○	○	16
C	LCD，印刷	20.5×12.5×5.5/0.75 kg	○	○	6／24
L	LCD	55.5×25×109/105g（電池含む）	○	○	25
L	LCD	43×15.6×101/53g（電池含む）			
L					

	機器・試薬名	測定項目	検体	
装置	スタットストリップ エクスプレス グルコース ケトン	グルコース ケトン	全血	
試薬	スタットストリップグルコーステストストリップ	グルコース	全血	
試薬	スタットストリップ グルコース ケトン	ケトン	全血	
装置	チェッカートリーダー	HbA1c/グルコース	全血	
装置	HemoCue HbA1c 501アナライザ	HbA1c	キャピラリー全血 EDTA加全血 ヘパリン加全血 フッ化ナトリウム加全血	
試薬	HemoCue HbA1c 501テストカートリッジ			
装置	アフィニオン 2	HbA1c, 脂質, ACR, CRP	全血	
試薬	アフィニオン HbA1c	HbA1c		
装置	A1c iGear Quick K	HbA1c	全血	
試薬	メディダスHbA1c K		全血	
試薬	メディダスHbA1c K		全血	
装置	コバス b 101 プラス	HbA1c 総コレステロール トリグリセリド HDL-コレステロール CRP	全血, 血漿, 血清(項目による)	
試薬	コバス b 101用 HbA1c測定試薬ディスク	HbA1c	全血	
装置	アテリカDCA 汎用分光光度分析装置	HbA1c 尿中アルブミン 尿中クレアチニン アルブミン/クレアチニン比	全血：HbA1c 尿：尿中アルブミン	
試薬	アテリカDCA HbA1cカートリッジ	HbA1c	全血	
試薬	アテリカDCA ミクロアルブミン・クレアチニンカートリッジ	尿中アルブミン 尿中クレアチニン アルブミン/クレアチニン比	尿	

測定方法	結果判定・表示	寸法(cm) W×D×H/重量	バッテリー駆動	携帯性	企業番号
E	LCD	61×22.9×98/ 78.5g	○	○	
C					25
M		146(H)×79(W)×30(D) 220g			
E	LCD	20×19.8×13.9(cm)/1.4kg	-----	-----	19
F	LCD, 印刷	21.7×19.8×13.6/1.6 kg	-----	○	28
		10テba1cスト用			
F	LCD	200×328×186/3400	-----	-----	3
		10テスト用			
G	LCD, 印刷	13×20×22.5/3kg	-----	-----	
G	その他	10テスト用			27
G	その他	20テスト用			
A/B/D	LCD	13.5×23.4×18.4/2kg(ACアダプター除く)	-----	○	29
A					
H/I/J/K	LCD, 印刷	15×26×29/2kg	-----	○	13
I		10テスト用			
J		10テスト用			

測定方法　A：比色法(GDH変法)，B：アンペロメトリック酵素電極法，C：酵素電極法(GOD法)，D：酵素電極法(Modifiled GOD法)，E：酵素電極法，F：ボロン酸アフィニティー法，G：ラテックス免疫比濁法，H：チオシアンメトヘモグロビン法，I：ラテックス凝集阻止法，J：免疫比濁法，K：Benedict Behre法，L：酵素電極法(GDH-FAD法)，M：酵素電極法(γ-ヒドロキシ酪酸)

3. 尿関連装置/テストストリップ（腎機能/尿糖/尿路感染症等）・試薬

	機器・試薬名	測定項目	検体	
装置	クリニテック ステータスプラス	ブドウ糖，蛋白，pH，潜血，白血球，亜硝酸，ケトン体，比重，ビリルビン，ウロビリノーゲン，クレアチニン，アルブミン，蛋白/クレアチニン比，アルブミン/クレアチニン比，尿中hCG	尿	
試薬	N-マルティスティックス SG-L	尿中，白血球・亜硝酸塩・ウロビリノーゲン・蛋白質・pH・潜血・比重・ケトン体・ビリルビン・ブドウ糖	尿	
試薬	アルブスティックス	尿中蛋白質	尿	
試薬	イクトテスト	尿中ビリルビン	尿	
試薬	ウリスティックス	尿中，蛋白質・ブドウ糖	尿	
試薬	ウロヘマコンビスティックス	尿中，ウロビリノーゲン・蛋白質・pH・潜血・ブドウ糖	尿	
試薬	ウロヘマコンビスティックス SG-L	尿中，白血球・ウロビリノーゲン・蛋白質・pH・潜血・比重・ブドウ糖	尿	
試薬	ウロラブスティックス	尿中，ウロビリノーゲン・蛋白質・pH・潜血・ケトン体・ブドウ糖	尿	
試薬	ウロラブスティックス SG-L	尿中，白血球・ウロビリノーゲン・蛋白質・pH・潜血・比重・ケトン体・ブドウ糖	尿	
試薬	クリニテック ミクロアルブ・クレアチニンテスト	尿中，アルブミン・クレアチニン	尿	
試薬	ネフロスティックス L	尿中，白血球・亜硝酸塩・蛋白質・pH・潜血・比重・ブドウ糖	尿	
試薬	ヘマコンビスティックス	尿中，蛋白質・pH・潜血・ブドウ糖	尿	
試薬	ヘマスティックス	尿中潜血	尿	
試薬	マルティスティックス	尿中，ウロビリノーゲン・蛋白質・pH・潜血・ケトン体・ビリルビン・ブドウ糖	尿	
試薬	マルティスティックス SG	尿中，ウロビリノーゲン・蛋白質・pH・潜血・比重・ケトン体・ビリルビン・ブドウ糖	尿	
試薬	マルティスティックス SG-L	尿中，白血球・ウロビリノーゲン・蛋白質・pH・潜血・比重・ケトン体・ビリルビン・ブドウ糖	尿	
試薬	マルティスティックス PRO10LS	尿中，白血球・亜硝酸塩・蛋白質・pH・潜血・比重・ケトン体・ブドウ糖・クレアチニン	尿	

測定方法	結果判定・表示	寸法(cm) W×D×H/重量	バッテリー駆動	携帯性	企業番号
A	LCD，印刷	17.1×27.2×15.8/1.6kg	○	○	
D	目視判定	100テスト			
D	目視判定	100テスト			
D	目視判定	100テスト			
D	目視判定	100テスト			
D	目視判定	100テスト			
D	目視判定	100テスト			
D	目視判定	100テスト			
D	目視判定	100テスト			13
D	目視判定	25テスト			
D	目視判定	100テスト			
D	目視判定	100テスト			
D	目視判定	100テスト			
D	目視判定	100テスト			
D	目視判定	100テスト			
D	目視判定	100テスト			
D	目視判定	100テスト			

	機器・試薬名	測定項目	検体	
試薬	マルティスティックス PRO11	尿中, 白血球・亜硝酸塩・蛋白質・pH・潜血・比重・ケトン体・ビリルビン・ブドウ糖・クレアチニン・	尿	
試薬	ライフスティックス	尿中, 白血球・蛋白質・潜血・ブドウ糖	尿	
試薬	ラブスティックス	尿中, 蛋白質・pH・潜血・ケトン体・ブドウ糖	尿	
装置	尿自動分析装置US-1200	ウロビリノーゲン, 潜血, 蛋白質, ブドウ糖, ケトン体, ビリルビン, 亜硝酸塩, 比重, 白血球, pH, アルブミン, クレアチニン	尿	
試薬	ウロペーパーⅢ‘栄研’	ウロビリノーゲン, 潜血, 蛋白質, ブドウ糖, ケトン体, ビリルビン, 亜硝酸塩, 比重, 白血球, pH, アルブミン, クレアチニン	尿	
装置	ポケットケムUA PU-4010	ブドウ糖, 蛋白質, ビリルビン, ウロビリノーゲン,pH, 潜血, ケトン体, 亜硝酸塩, 白血球, クレアチニン, 比重, μアルブミン	尿	
試薬	オーションスティックス 10PA	ブドウ糖, 蛋白質, ビリルビン, ウロビリノーゲン,pH, 潜血, ケトン体, 亜硝酸塩, 白血球, クレチニン, 総蛋白/クレアチニン比	尿	
試薬	ウロピース S	ブトウ糖, 蛋白質, ビリルビン, ウロビリノーゲン, pH, 比重, 潜血, ケトン体, 亜硝酸塩, 白血球	尿	
試薬	U－テストビジュアル	ブトウ糖, 蛋白質, ビリルビン, ウロビリノーゲン, pH, 比重, 潜血, ケトン体, 亜硝酸塩, 白血球	尿	
試薬	Combur テスト 10UX	白血球・細菌・ウロビリノーゲン・蛋白質・pH・潜血・比重・ケトン体・ビリルビン・ブドウ糖	尿	
試薬	Combur テスト 7UX	白血球・細菌・蛋白質・pH・潜血・ケトン体・ブドウ糖	尿	
試薬	Combur テスト 6	ウロビリノーゲン・蛋白質・pH・潜血・ケトン体・ブドウ糖	尿	
試薬	Combur テスト 5L	白血球・細菌・ウロビリノーゲン・蛋白質・潜血・ブドウ糖	尿	
試薬	Combur テスト 5UX	白血球・細菌・蛋白質・潜血・ブドウ糖	尿	
試薬	Combur テスト 4	ウロビリノーゲン・蛋白質・潜血・ブドウ糖	尿	
試薬	Combur テスト 3	蛋白質・pH・ブドウ糖	尿	

測定方法	結果判定・表示	寸法(cm) W×D×H/重量	バッテリー駆動	携帯性	企業番号
D	目視判定	100テスト			13
D	目視判定	100テスト			
D	目視判定	100テスト			
A	LCD, 印刷	31.5×21.5×13.5/約3.0kg	-----	-----	6
B	目視判定				
A	LCD, 印刷	12.4×8.1×3.6/0.18kg	○	○	1
B	目視判定	製品により異なる			
B	目視判定	100～5000テスト	-----	○	27
B	目視判定	100テスト	-----	○	12
D	目視判定	100テスト	-----	○	29
D	目視判定	100テスト	-----	○	
D	目視判定	100テスト	-----	○	
D	目視判定	50テスト	-----	○	
D	目視判定	100テスト	-----	○	
D	目視判定	50テスト	-----	○	
D	目視判定	50テスト	-----	○	

	機器・試薬名	測定項目	検体	
試薬	Combur テストGPS	蛋白質・潜血・ブドウ糖	尿	
試薬	Combur テスト LN	白血球・細菌	尿	
試薬	cobas テスト MAUⅡ	微量アルブミン	尿	
装置	アフィニオン 2	HbA1c, 脂質, ACR, CRP	全血, 血清, 血漿, 尿	
試薬	アフィニオン ACR		尿	

4. 感染症関連検査・試薬

	機器・試薬名	測定項目	検体	
試薬	アルソニック Flu	インフルエンザウイルス抗原測定	鼻咽頭拭い液, 鼻腔拭い液, 鼻腔吸引液, 鼻汁鼻かみ液又は咽頭拭い液	
試薬	リボテスト 百日咳	百日咳菌抗原	鼻咽頭ぬぐい液	
試薬	リボテスト マイコプラズマ	マイコプラズマ抗原	咽頭ぬぐい液	
試薬	リボテスト レジオネラ	レジオネラ抗原	尿	
試薬	Qライン極東 ノロ	ノロウイルス抗原	便	
試薬	エスプライン® SARS-CoV-2	SARS-CoV-2抗原	鼻咽頭ぬぐい液又は鼻腔ぬぐい液	
試薬	エスプライン® SARS-CoV-2 &Flu A+B	SARS-CoV-2抗原, A型インフルエンザウイルス抗原及びB型インフルエンザウイルス抗原	鼻咽頭ぬぐい液又は鼻腔ぬぐい液	
試薬	エスプライン®インフルエンザ A&B-N	A型インフルエンザウイルス抗原及びB型インフルエンザウイルス抗原の検出	鼻咽頭ぬぐい液又は鼻腔ぬぐい液	
試薬	エルナス® スティック アデノウイルス	アデノウイルス抗原	咽頭粘膜上皮細胞又は角結膜上皮細胞	
試薬	エルナス® スティック ストレップA	A群β溶連菌抗原	咽頭拭い液	
試薬	エルナス® カード RSV	鼻腔拭い液又は鼻腔吸引液中のRespiratory syncytial virus(RSウイルス)抗原の検出	鼻腔拭い液又は鼻腔吸引液	
試薬	エラスターゼテスト「KMX」	顆粒球エラスターゼ	子宮頸管粘液	
試薬	クイックチェイサーFlu A,B	インフルエンザウイルス抗原A/B	鼻腔拭い液・鼻腔吸引液・咽頭拭い液・鼻汁鼻かみ液	
試薬	クイックチェイサーAdeno	アデノウイルス	角結膜ぬぐい液, 咽頭ぬぐい液	

測定方法	結果判定・表示	寸法(cm) W×D×H/重量	バッテリー駆動	携帯性	企業番号
D	目視判定	50テスト	-----	○	29
D	目視判定	50テスト	-----	○	
E	目視判定	30テスト	-----	○	
A/B	LCD, 印刷	20.0×32.8×18.6/3.4kg	-----		3
	LCD, 印刷				

測定方法　A：反射分光光度法, B：試験紙法, C：免疫測定法, D：比色法, E：イムノクロマト法

測定方法	結果判定・表示	寸法(cm) W×D×H/重量・回数	バッテリー駆動	携帯性	企業番号
A	目視判定	10回	-----	○	4
A	目視判定	10テスト用	-----	○	10
A	目視判定	10テスト用	-----	○	
A	目視判定	10テスト用	-----	○	
A	目視判定	10テスト用	-----	○	
A	目視判定	10テスト用	-----	○	23
A	目視判定	10テスト用	-----	○	
A	目視判定	10テスト用	-----	○	
A	目視判定	10テスト用	-----	○	
A	目視判定	25テスト用	-----	○	
A	目視判定	30テスト用	-----	○	
A	目視判定	10テスト	-----	○	27
A	目視判定	10テスト	-----	○	
A	目視判定	10テスト	-----	○	

	機器・試薬名	測定項目	検体	
試薬	ラピッドテスタ FLUスティックsp	インフルエンザウイルス抗原A/B	鼻咽頭拭い液・鼻腔拭い液・鼻腔吸引液・咽頭拭い液・鼻汁鼻かみ液	
試薬	ラピッドテスタ FLU・NEXT	インフルエンザウイルス抗原A/B	鼻咽頭拭い液・鼻腔拭い液・鼻腔吸引液・咽頭拭い液・鼻汁鼻かみ液	
試薬	ラピッドテスタ RSV－アデノ	RSウイルス抗原 アデノウイルス抗原	鼻腔拭い液・鼻腔吸引液	
試薬	ラピッドテスタ RSV－アデノ・NEXT	RSウイルス抗原 アデノウイルス抗原	鼻腔拭い液・鼻腔吸引液・咽頭拭い液	
試薬	ラピッドテスタ hsアデノ	アデノウイルス抗原	咽頭ぬぐい液	
試薬	ラピッドテスタ ストレップA	A群β溶血連鎖球菌抗原	咽頭拭い液	
試薬	ラピッドテスタ ロターアデノⅡ	ロタウイルス抗原 アデノウイルス抗原	糞便	
試薬	ラピッドテスタ ノロ	ノロウイルス抗原	糞便	
試薬	ラピッドテスタ hMPV	ヒトメタニューモウイルス抗原	鼻腔拭い液・鼻腔吸引液・咽頭拭い液	
試薬	ラピッドテスタ SARS－CoV－2	SARS-CoV-2抗原	鼻咽頭拭い液・鼻腔拭い液	
試薬	ラピッドテスタ Myco	マイコプラズマ抗原	咽頭拭い液	
試薬	イムノキャッチ－レジオネラ	レジオネラニューモフィラ血清型1LPS抗原	尿	
試薬	イムノキャッチ－肺炎球菌	肺炎球菌莢膜抗原	尿・髄液	
	イムノキャッチ－肺炎球菌／レジオネラ	肺炎球菌莢膜抗原 レジオネラニューモフィラ血清型1LPS抗原	尿	
試薬	イムノキャッチ－RSV	RSウイルス抗原	鼻腔拭い液・鼻腔吸引液	
試薬	ディップスティック'栄研'ストレプトA	A群β溶血連鎖球菌抗原	鼻腔・咽頭拭い液	
試薬	ディップスティック'栄研'ロタ	ロタウイルス抗原	糞便	
試薬	ディップスティック'栄研'アデノ	アデノウイルス抗原	糞便	
試薬	イムノキャッチ－ノロ Plus	ノロウイルス抗原	糞便	
装置	Exdia TRF プラス	SARS-CoV-2抗原 インフルエンザウイルス抗原　A/B	鼻咽頭ぬぐい液・鼻腔ぬぐい液	
試薬	Exdia EKテスト COVID-19 Ag	SARS-CoV-2抗原	鼻咽頭ぬぐい液・鼻腔ぬぐい液	

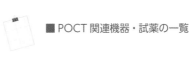

測定方法	結果判定・表示	寸法(cm) W×D×H/重量	バッテリー駆動	携帯性	企業番号
A	目視判定	10テスト 40テスト	-----	○	15
A	目視判定	10テスト	-----	○	
A	目視判定	10テスト	-----	○	
A	目視判定	10テスト	-----	○	
A	目視判定	10テスト	-----	○	
A	目視判定	10テスト	-----	○	
A	目視判定	10テスト	-----	○	
A	目視判定	10テスト	-----	○	
A	目視判定	10テスト	-----	○	
A	目視判定	10テスト	-----	○	
A	目視判定	10テスト	-----	○	
A	目視判定	10テスト	-----	○	6
A	目視判定	10テスト	-----	○	
A	目視判定	10テスト	------	○	
A	目視判定	10テスト	-----	○	
A	目視判定	20テスト	-----	○	
A	目視判定	20テスト	-----	○	
A	目視判定	20テスト	-----	○	
A	目視判定	10テスト	-----	○	
C	LCD, 印刷	21×18.2×27.5/1.6Kg	------	○	
C	LCD, 印刷	20テスト	------		

	機器・試薬名	測定項目	検体	
試薬	Exdia EKテスト Influenza A＋B	インフルエンザウイルス抗原　A/B	鼻咽頭ぬぐい液・鼻腔ぬぐい液	
試薬	Rapiimシリーズ （Rapiim Eye 10及び専用試薬）	Flu A/B抗原 RSV抗原 SARS-CoV-2抗原		
試薬	プロラスト Flu One	インフルエンザウイルス抗原A/B	鼻腔拭い液・鼻腔吸引液・咽頭拭い液・鼻汁鼻かみ液	
試薬	SARSコロナウイルス抗原キット プロラスト®SARS-CoV-2 Ag	SARSコロナウイルス抗原測定	鼻咽頭・鼻腔ぬぐい液	
試薬	プロラスト Myco	マイコプラズマ抗原	咽頭ぬぐい液	
試薬	プロラスト hMPV	ヒトメタニューモウイルス抗原	鼻腔拭い液・鼻腔吸引液	
試薬	アデノテストAD	アデノウイルス抗原	角結膜ぬぐい液，咽頭ぬぐい液	
装置	スポットケムFLORA SF-5510	インフルエンザウイルス抗原A/B A群ベータ溶血連鎖球菌抗原	項目による	
試薬	スポットケムi-Line FluAB	インフルエンザウイルス抗原A/B	鼻腔拭い液・鼻腔吸引液	
試薬	スポットケムi-Line StrepA	A群β溶血連鎖球菌抗原	咽頭拭い液	
試薬	スポットケムi-Line Adeno	アデノウイルス抗原	咽頭拭い液	
試薬	スポットケムi-Line RSV	RSウイルス抗原	鼻腔拭い液・鼻腔吸引液	
試薬	BinaxNOWTM 肺炎球菌	肺炎球菌莢膜抗原	尿，髄液	
試薬	BinaxNOWTM レジオネラ	尿中レジオネラニューモフィラ血清型1LPS抗原	尿	
試薬	ファインビジョンTM Influenza	インフルエンザウイルス抗原	鼻腔ぬぐい液，咽頭ぬぐい液，鼻腔吸引液，鼻汁鼻かみ液	
試薬	PanbioTM COVID-19 Antigen ラピッド テスト（鼻腔ぬぐい液用・S）	SARS-CoV-2 抗原	鼻腔ぬぐい液	
試薬	ラピラン 肺炎球菌	肺炎球菌抗原	喀痰又は上咽頭ぬぐい又は中耳貯留液	
試薬	ラピラン肺炎球菌HS（中耳・副鼻腔炎）	高感度肺炎球菌抗原検出	中耳貯留液・耳漏又は上咽頭（鼻咽腔）鼻汁	
試薬	ラピラン H.ピロリ抗体スティック	尿中ヘリコバクターピロリ抗体	随時尿	
試薬	SARS-CoV-2ラピッド抗原テスト	SARS-CoV-2抗原	鼻咽頭・鼻腔ぬぐい液	

測定方法	結果判定・表示	寸法(cm) W×D×H/重量	バッテリー駆動	携帯性	企業番号
C	LCD, 印刷	20テスト	-----	○	6
A	LCD, 印刷	150×230×150/1.6kg	-----	○	11
A	目視判定	10テスト	-----	○	7
A	目視判定	10テスト	-----	○	
A	目視判定	10テスト	-----	○	
A	目視判定	10テスト	-----	○	
A	目視判定	10テスト	-----	○	
C	LCD, 印刷	11.6×21×7.9/660g	○	○	1
A	目視判定	10テスト			
A	目視判定	10テスト			
A	目視判定	10テスト			
A	目視判定	10テスト			
A	目視判定	12テスト	-----	○	3
A	目視判定	12テスト	-----	○	
A	目視判定	10テスト	-----	○	
A	目視判定	10テスト	-----	○	
A	目視判定	10テスト	-----	○	8
A	目視判定	10テスト	-----	○	
A	目視判定	10テスト	-----	○	
A	目視判定	25テスト		○	29

	機器・試薬名	測定項目	検体	
試薬	クイックチェイサーFluA,B（Sタイプ）	インフルエンザウイルス抗原	鼻腔ぬぐい液・咽頭ぬぐい液など	
装置	富士ドライケムIMMUNOAG2	SARSコロナウイルス抗原 マイコプラズマ抗原, インフルエンザウイルス抗原A/B, RSウイルス抗原 アデノウイルス抗原 A群ベータ溶血連鎖球菌抗原		
試薬	富士ドライケムIMMUNOAGハンディCOVID-19Ag	SARSコロナウイルス抗原（イムノクロマト法）	鼻咽頭・鼻腔ぬぐい液	
試薬	イムノファイン FLUⅡ	インフルエンザウイルス抗原	鼻咽頭ぬぐい液・鼻腔ぬぐい液・鼻腔吸引液・鼻汁鼻かみ液・咽頭ぬぐい液	
試薬	イムノファイン SARS－CoV－2	SARSコロナウイルス抗原	鼻咽頭ぬぐい液・鼻腔ぬぐい液	
試薬	IPライン®デゥオ「ノロ・ロタ」	ノロ・ロタ抗原	便	
試薬	GEテスト イムノクロマト-CD GDH/TOX「ニッスイ」	C.difficile抗原及び毒素	糞便	
試薬	イムノアロ-SARS-CoV-2	SARS-CoV-2抗原	鼻咽頭・鼻腔ぬぐい液	
試薬	クイックナビ-Flu2	インフルエンザウイルス抗原	鼻咽頭・鼻腔ぬぐい液, 鼻腔吸引液, 鼻汁鼻かみ検体, 咽頭拭い液	
試薬	クイックナビ-COVID19 Ag	SARSコロナウイルス抗原	鼻咽頭・鼻腔ぬぐい液	
試薬	クイックナビ-Flu+COVID19 Ag	インフルエンザウイルス抗原 SARSコロナウイルス抗原 （イムノクロマト法）	鼻咽頭・鼻腔ぬぐい液	
試薬	クイックナビ-ノロ2	ノロウイルス抗原	糞便（排泄便, 直腸便）	
試薬	クイックナビ-RSV2	RSウイルス抗原	鼻咽頭拭い液, 鼻腔吸引液	
試薬	クイックナビ-アデノ2	アデノウイルス抗原	咽頭拭い液, 角結膜拭い液, 鼻腔拭い液, 鼻腔吸引液	
試薬	クイックナビ-StrepA2	A群β溶血連鎖球菌抗原	咽頭拭い液	
試薬	クイックナビ-マイコプラズマ	マイコプラズマニューモニエ抗原	咽頭拭い液	
試薬	クイックナビ-Flu+RSV	インフルエンザウイルス抗原 RSウイルス抗原	鼻腔拭い液, 鼻腔吸引液	
試薬	クイックナビ-H.ピロリ	ヘリコバクターピロリ抗原	糞便（排泄便）	

測定方法	結果判定・表示	寸法(cm) W×D×H/重量	バッテリー駆動	携帯性	企業番号
A	目視判定	10テスト	------	○	26
A	LCD	100×200×200 2300g	------	------	22
A		10テスト			
A	目視判定	10テスト	------	○	21
A	目視判定	10テスト	------	○	
A	目視判定	10テスト	------	○	20
A	目視判定	20テスト	------	○	
A	目視判定	10テスト	------	○	19
A	目視判定	10テスト	------	○	18
A	目視判定	10テスト	------	○	
A	目視判定	10テスト	------	○	
A	目視判定	10テスト	------	○	
A	目視判定	10テスト	------	○	
A	目視判定	10テスト	------	○	
A	目視判定	10テスト	------	○	
A	目視判定	10テスト	------	○	
A	目視判定	10テスト	------	○	

	機器・試薬名	測定項目	検体	
試薬	QuickVue ラピッドSP influ	インフルエンザ抗原	鼻腔ぬぐい液・咽頭ぬぐい，鼻腔吸引液，鼻汁鼻かみ液	
試薬	ラピッドエスピー《ロタ》	ロタウイルス抗原	糞便	
試薬	スタットマーク ストレップ A	A群β溶連菌抗原 （イムノクロマト法）	咽頭ぬぐい液	
試薬	スタットマーク FLUスティックⅡ	インフルエンザウイルスA型抗原およびB型抗原 （イムノクロマト法）	鼻咽頭・鼻腔ぬぐい液	
装置	コバス b 101 プラス	HbA1c 総コレステロール トリグリセライド HDL-コレステロール CRP	全血	
試薬	コバス b 101 CRP	CRP	全血，血清，血漿	
装置	アフィニオン 2	HbA1c, 脂質, ACR, CRP	全血，血清，血漿，尿	
試薬	アフィニオン CRP	CRP	全血，血清，血漿	

5. 心疾患・胸痛関連マーカー・炎症マーカー（急性心筋梗塞・心不全・肺血栓塞栓症・深部静脈血栓症・敗血症）・試薬

	機器・試薬名	測定項目	検体	
装置	ラピッドピア Ⅱ	BNP Dダイマー ヒト心臓由来脂肪酸結合蛋白 （H-FABP） fFN（フィブロネクチン） プロカルシトニン トロポニンI	血漿又は全血 （EDTA-2Na・EDTA-2K，ヘパリン，クエン酸等，項目による） 頸管腟分泌液(fFNのみ)	
試薬	ラピッドチップ BNP	BNP	血漿又は全血 （EDTA-2Na・EDTA-2Kによる）	
試薬	ラピッドチップ Dダイマー	Dダイマー	血漿又は全血 （クエン酸，ヘパリンによる）	
試薬	ラピッドチップ H−FABP	ヒト心臓由来脂肪酸結合蛋白 （H-FABP）	血漿又は全血 （EDTA-2Na・EDTA-2K，ヘパリンによる）	

測定方法	結果判定・表示	寸法(cm) W×D×H/重量	バッテリー駆動	携帯性	企業番号
A	目視判定	10テスト	-----	○	14
A	目視判定	10テスト	-----	○	
A	目視判定	10テスト	-----	○	9
A	目視判定	10テスト	-----	○	
A/B	LCD	13.5×23.4×18.4/2.0kg(ACアダプター除く)	---	---	29
D		15テスト			
	LCD	200×328×186/3400g	---	---	3
D		15テスト			

測定方法　A：イムノクロマト法，B：反射分析法，C：時間分解蛍光測定法，D：ラテックス凝集法

測定方法	結果判定・表示	寸法(cm) WXDXH/重量	バッテリー駆動	携帯性	企業番号
B	LCD(カラー)，印刷	10.6×23.7×18.5/1.05kg	○(オプション)	○(オプション)	15
A	LCD，印刷	20テスト			
A	LCD，印刷	20テスト			
A	LCD，印刷	20テスト			

	機器・試薬名	測定項目	検体	
試薬	ラピッドチップ fFN	フィブロネクチン	頸管腟分泌液	
試薬	ラピッドチップ PCT	プロカルシトニン	血漿又は全血（EDTA-2Na, EDTA-2K, ヘパリンLi, ヘパリンNa）	
試薬	ラピッドチップ cTnI	心筋トロポニンI	血漿又は全血（EDTA-2Na・EDTA-2K, ヘパリンによる）	
装置	コバス h 232 プラス	心筋トロポニンT ミオグロビン D-ダイマー NT-proBNP CK-MB	ヘパリン加全血	
試薬	カーディアック試薬 トロポニンTプラス	心筋トロポニンT	ヘパリン加全血	
試薬	カーディアック試薬 D-ダイマー	D-ダイマー	ヘパリン加全血	
試薬	カーディアック試薬 NT-proBNP	NT-proBNP	ヘパリン加全血	
試薬	カーディアック試薬 CK-MB	CK-MB	ヘパリン加全血	
試薬	トロップTセンシティブ	心筋トロポニンT	ヘパリン加全血	
装置	トリアージテスト メーター	CP：心筋トロポニンI, CK-MB, ミオグロビン D-ダイマー NT-proBNP	全血 血漿	
試薬	ラピチェック H−FABP	ヒト心臓由来脂肪酸結合蛋白（H-FABP）	全血	
装置	i-STAT®1アナライザ	Glu, pH, pCO$_2$, pO$_2$, Na, K, Cl, iCa, Lact, BUN, Crea, Hct, Hgb, AG, tCO$_2$, HCO$_3$, sO$_2$, BE, cTnI, ACT, β-hCG	全血（cTnIとβ-hCGは血漿も可）	

6. 白血球・ヘモグロビン測定装置・試薬

	機器・試薬名	測定項目	検体	
装置	HemoCue WBC DIFF アナライザ	WBC, NEU%, LYM%, MON%, EOS%, BAS%, NEU♯, LYM♯, MON♯, EOS♯, BAS♯,	キャピラリー全血 EDTA加全血	
試薬	HemoCue WBC DIFFマイクロキュベット			
装置	HemoCue WBC アナライザ	WBC	キャピラリー全血 EDTA加全血	

測定方法	結果判定・表示	寸法(cm) W×D×H/重量	バッテリー駆動	携帯性	企業番号
A	LCD, 印刷	20テスト			
A	LCD, 印刷	20テスト			15
A	LCD, 印刷	20テスト			
A	LCD	24.4×10.5×5.1/約526g(バッテリーパック含む)	○	○	
A		10テスト			29
A		10テスト			
A		10テスト			
A		10テスト			
A	目視判定	5テスト	○	○	
C	印刷	22.5×19.0×7.0/0.7kg	○	○	14
A	目視判定	2テスト 5テスト	○	○	
A/B	画面表示	7.7cm × 7.2 cm × 23.4cm/0.65 (kg)	○	○	2

測定方法　A:イムノクロマト法, B:反射光強度方式, C:蛍光免疫測定法

測定方法	結果判定・表示	寸法(cm) WXDXH/重量	バッテリー駆動	携帯性	企業番号
A	LCD*, 印刷	15.7×18.8×15.5/1.3 kg	○	○	
		50テスト			28
B	LCD, 印刷	13.3×18.5×15.5/600 g	○	○	

	機器・試薬名	測定項目	検体	
試薬	HemoCue WBCマイクロキュベット			
装置	HemoCue Hb201 DM アナライザ	ヘモグロビン	キャピラリー全血 EDTA加全血	
試薬	HemoCue Hb201 マイクロキュベット シングルパック			

7. 電解質測定装置・試薬

	機器・試薬名	測定項目	検体	
装置	i-STAT®1アナライザー	Glu, pH, pCO_2, pO_2, Na, K, Cl, iCa, Lact, BUN, Crea, Hct, Hgb, AG, tCO_2, HCO_3, sO_2, BE, cTnl, ACT, β-hCG	全血（cTnlとβ-hCGは血漿も可）	
装置	STAX-5inspire	pH, pCO_2, cNa^+, cK^+, cCl^-, Ca^{2+}, Mg^{2+}, Hct	全血・血清・血漿	
装置	スポットケム EL（SE-1520）	cNa^+, cK^+, cCl^-	全血, 血漿, 血清, 尿	
装置	Fingraph（フィングラフ）	cNa^+, cK^+	指先採血	

8. 血液ガス測定装置・試薬

	機器・試薬名	測定項目	検体	
装置	エポック 血液ガス分析装置	Glu, Lac, Na, K, iCa, pH, Cl, pCO_2, pO_2, Hct, Cre	ヘパリン加動脈全血	
装置	i-STAT®1アナライザー	Glu, pH, pCO_2, pO_2, Na, K, Cl, iCa, Lact, BUN, Crea, Hct, Hgb, AG, tCO_2, HCO_3, sO_2, BE, cTnl, ACT, β-hCG	全血（cTnlとβ-hCGは血漿も可）	
装置	GASTAT-700Model	pH, pO_2, pCO_2, cNa^+, cK^+, cCl^-, Ca^{2+}, Glu, Lac, tBil, tHb, sO_2, O2Hb, COHb, MetHb, HHb	ヘパリン加動脈全血	
装置	GASTAT-navi	pH, pO_2, pCO_2, cNa^+, cK^+, Ca^{2+}, Hct	ヘパリン加動脈全血	

測定方法	結果判定・表示	寸法(cm) W×D×H/重量	バッテリー駆動	携帯性	企業番号
		160テスト			
C	LCD	9.3×17.0×5.0/350g	○	○	28
		100テスト			

*LCD＝液晶画面
測定方法　A：パターン認識法，B：染色カウント法，C：比色法（アザイドメトヘモグロビン法）

測定方法	結果判定・表示	寸法(cm) WXDXH/重量	バッテリー駆動	携帯性	企業番号
A/B	画面表示	7.7cm × 7.2 cm × 23.4cm/0.65（kg）	○	○	2
A	LCD，印刷	9.5×21.5×8.6/0.85 kg	○	○	17
A	LCD，印刷	135×225×138/1.5kg	-----	-----	1
A	LCD	82×170×65/0.53kg	-----	-----	8

測定方法　A：電極法

測定方法	結果判定・表示	寸法(cm) WXDXH/重量	バッテリー駆動	携帯性	企業番号
A/B	液晶カラーディスプレイ，外付プリンタ	ホスト2：14.7/7.7/2.7　359g, N×Sホスト：16/7.8/1.6　250g, リーダー：21.5/8.5/5.1　354g	○	○	13
A/B	画面表示	7.7cm × 7.2 cm × 23.4cm/0.65（kg）	○	○	2
A/C	LCD，印刷	40.0×57.5×63.5/28 kg	-----	-----	17
A/C	LCD，印刷	25.0×12.0×9.6/1.4 kg	○	○	

測定方法　A：電極法，B：酵素電極法，C：吸光度分光法

9. 経皮ガス測定装置・試薬

	機器・試薬名	測定項目	検体	
装置	ペリフラックス6000	$tcpO_2$	生理機能	
装置	経皮血液ガスモニタ TCM5	$tcpCO_2$ $tcpO_2$	生理機能	

10. 血液凝固測定装置(ワルファリンモニタリング)・試薬

	機器・試薬名	測定項目	検体	
装置	コアグチェックXS	PT-INR	キャピラリー全血	
試薬	ロシュ PT テストストリップ			
装置	CG02N	PT	全血・血漿	
試薬	ドライヘマトPT	APTT	全血・血漿	
試薬	ドライヘマトAPTT	Fib	全血・血漿	
試薬	ドライヘマトFib		全血・血漿	

11. 大腸がんスクリーニング検査・試薬

	機器・試薬名	測定項目	検体	
試薬	OC-ヘモキャッチS '栄研'	ヘモグロビン	便	

12. 妊娠診断・試薬

	機器・試薬名	測定項目	検体	
	ゲステートST-II	hCG	尿	
	hCGテスト「KMX」	尿中ヒト絨毛性性腺刺激ホルモン(hCG)	尿	

13. その他装置(口腔内ケア)・試薬

	機器・試薬名	測定項目	検体	
	スポットケムST ST-4911	口腔内のむし歯菌, 酸性度, 緩衝能, 白血球, 蛋白質, NH_3	唾液	

測定方法	結果判定・表示	寸法(cm) W×D×H/重量	バッテリー駆動	携帯性	企業番号
A	LCD	28×25×22/4.9kg	○	○	28
A	LCD	27×15.2×18.8/2.5kg	○	○	

測定方法　A：電極法

測定方法	結果判定・表示	寸法(cm) WXDXH/重量	バッテリー駆動	携帯性	企業番号
A	LCD	7.8×13.8×2.8/0.13Kg	○	○	15
		24テスト			
B	LCD, 印刷	146x265x117/2.8kg	○	-----	5
		50テスト			
		50テスト			
		50テスト			

測定方法　A：電極法, B：粘稠&散乱光法, C：電極法, D：電極法

測定方法	結果判定・表示	寸法(cm) WXDXH/重量	バッテリー駆動	携帯性	企業番号
B	目視判定	30テスト	-----	○	6

測定方法　A：電極法, B：イムノクロマト法

測定方法	結果判定・表示	寸法(cm) WXDXH/重量	バッテリー駆動	携帯性	企業番号
A	目視判定	5テスト 30テスト	-----	○	6
A	目視判定	25テスト	-----	○	27

測定方法　A：イムノクロマト法

測定方法	結果判定・表示	寸法(cm) WXDXH/重量	バッテリー駆動	携帯性	企業番号
A	LCD, 印刷	16×10.5×5.1/430g	○	○	1

測定方法　A：2波長反射測光法

■POCT関連機器・試薬の表における略語一覧

略語	診療報酬名等
ACR	尿中アルブミン／クレアチニン比
ACT	活性化凝固時間
AG	アニオンギャップ
APTT	活性化部分トロンボプラスチン
BA	好塩基球
BE	ベースエクセス
BNP	脳性Na利尿ペプチド
BUN	尿素窒素
Cl^-	クロールイオン
Crea	クレアチニン
CRP	C反応性蛋白
cTnI	心筋トロポニンI
EOS	好酸球
Fib	フィブリノゲン
Glu	グルコース
Hb	ヘモグロビンA1c
HbA1c	ヘモグロビンA1c
HCO_3^-	重炭酸
Hct	ヘマトクリット
iCa^{2+}	カルシウムイオン
K^+	カリウムイオン
Lac	ラクテート
LCD	液晶画面
LYM	リンパ球
Mg^{2+}	マグネシウムイオン
MON	単球
Na^+	ナトリウムイオン
NEU	好中球
NH_3	アンモニア
NT-proBNP	脳性Na利尿ペプチド前駆体N端フラグメント
pCO_2	二酸化炭素分圧
pH	水素イオン濃度
pO_2	酸素分圧
PT	プロトロンビン時間
$tcpCO_2$	経皮的二酸化炭素分圧
$tcpO_2$	経皮的酸素分圧
WBC	白血球
β-hCG	ヒト絨毛性ゴナドトロピン

■企業一覧

企業番号	企業名		住所
1	アークレイ株式会社	〒602-0008	京都市上京区岩栖院町59　擁翠園内
2	アボットジャパン合同会社	〒108-6305	東京都港区三田3-5-27　住友不動産三田ツインビル西館
3	アボット ダイアグノスティクス メディカル 株式会社	〒163-0807	東京都新宿区西新宿2-4-1　新宿NSビル7F
4	アルフレッサファーマ株式会社	〒540-8575	大阪市中央区石町二丁目2番9号
5	株式会社エイアンドティー	〒221-0056	神奈川県横浜市神奈川区金港町2番地6　横浜プラザビル
6	栄研化学株式会社	〒110-8408	東京都台東区台東4-19-9
7	株式会社LSIメディエンス	〒101-8517	東京都千代田区内神田一丁目13番4号　THE KAITEKI ビル
8	大塚製薬株式会社	〒101-8535	東京都千代田区神田司町2-9
9	株式会社カイノス	〒113-0033	東京都文京区本郷二丁目38番18号
10	極東製薬工業株式会社	〒103-0024	東京都中央区日本橋小舟町7-8
11	キヤノンメディカルシステムズ(株)	〒324-0036	栃木県大田原市下石上1385番地
12	株式会社三和化学研究所	〒461-8631	愛知県名古屋市東区東外堀町35番地
13	シーメンスヘルスケア・ダイアグノスティクス株式会社	〒141-8673	東京都品川区大崎1-11-1　ゲートシティ大崎ウェストタワー
14	住友ベークライト株式会社	〒140-0002	東京都品川区東品川二丁目5番8号　天王洲パークサイドビル
15	積水メディカル株式会社	〒103-0027	東京都中央区日本橋2-1-3　アーバンネット日本橋二丁目ビル
16	テルモ株式会社	〒163-1450	東京都新宿区西新宿3-20-2　東京オペラシティタワー49F
17	株式会社テクノメディカ	〒224-0041	横浜市都筑区仲町台5-5-1
18	デンカ株式会社	〒103-8338	東京都中央区日本橋室町二丁目1番1号(日本橋三井タワー)
19	東洋紡株式会社	〒530-0001	大阪府大阪市北区梅田一丁目13番1号　大阪梅田ツインタワーズ・サウス
20	日水製薬株式会社	〒110-8736	東京都台東区上野三丁目24番6号　上野フロンティアタワー20F
21	株式会社ニチレイバイオサイエンス	〒104-8402	東京都中央区築地六丁目19-20　ニチレイ東銀座ビル
22	富士フイルム株式会社	〒107-0052	東京都港区赤坂9-7-3
23	富士レビオ株式会社	〒163-0410	東京都新宿区西新宿2-1-1　新宿三井ビルディング
24	株式会社堀場製作所	〒601-8510	京都市南区吉祥院宮の東町2

企業番号	企業名		住所
25	LifeScan Japan 株式会社	〒103-0022	東京都中央区日本橋室町3-4-4　OVOL日本橋ビル2F
26	株式会社ミズホメディー	〒841-0048	佐賀県鳥栖市藤木町5番地の4
27	ミナリスメディカル株式会社	〒104-6004	東京都中央区晴海1-8-10　晴海トリトンスクエアX-4F
28	ラジオメーター株式会社	〒140-0001	東京都品川区北品川4-7-35
29	ロシュ・ダイアグノスティックス株式会社	〒108-0075	東京都港区港南1-2-70　品川シーズンテラス

在宅医療における臨床検査　実践編

定価　本体2,800円（税別）

2023年 1 月31日　発　行

監　修　　一般社団法人　日本臨床検査振興協議会

編　集　　小谷 和彦
　　　　　こたに　かずひこ

発行人　　武田 信

発行所　　株式会社 じ ほ う

　　　　　　101-8421　東京都千代田区神田猿楽町1-5-15（猿楽町SSビル）
　　　　　　振替　00190-0-900481
　　　　　　＜大阪支局＞
　　　　　　541-0044　大阪市中央区伏見町2-1-1（三井住友銀行高麗橋ビル）
　　　　　　お問い合わせ　https://www.jiho.co.jp/contact/

©2023　　　　　　　　　　　　　組版　レトラス　　印刷　音羽印刷(株)
Printed in Japan
ISBN 978-4-8407-5481-1